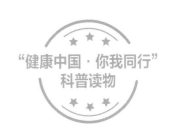

"健康中国·你我同行"
科普读物

知行合一
健康之道

国家卫生健康委宣传司 组织编写

邬惊雷 主 编

人民卫生出版社
·北京·

图书在版编目（CIP）数据

知行合一，健康之道 / 国家卫生健康委宣传司组织
编写；邬惊雷主编. —北京：人民卫生出版社，
2023.2
ISBN 978-7-117-34429-6

Ⅰ.①知…　Ⅱ.①国…　②邬…　Ⅲ.①保健－普及读
物　Ⅳ.①R161-49

中国国家版本馆 CIP 数据核字（2023）第 018466 号

知行合一，健康之道
Zhixing Heyi, Jiankang zhi Dao

策划编辑　庞　静　责任编辑　庞　静　李元宏　　数字编辑　杜鱼田
书籍设计　人卫源设计工作室　尹　岩　笪　希
组织编写　国家卫生健康委宣传司
主　　编　邬惊雷
出版发行　人民卫生出版社（中继线 010-59780011）
地　　址　北京市朝阳区潘家园南里 19 号
邮　　编　100021
E－mail　pmph@pmph.com
购书热线　010-59787592　010-59787584　010-65264830
印　　刷　北京顶佳世纪印刷有限公司
经　　销　新华书店
开　　本　710×1000　1/16　印张：22
字　　数　245 千字
版　　次　2023 年 2 月第 1 版
印　　次　2023 年 2 月第 1 次印刷
标准书号　ISBN 978-7-117-34429-6
定　　价　88.00 元

打击盗版举报电话　010-59787491　　E-mail　WQ@pmph.com
质量问题联系电话　010-59787234　　E-mail　zhiliang@pmph.com
数字融合服务电话　4001118166　　　E-mail　zengzhi@pmph.com

党的二十大报告指出，把保障人民健康放在优先发展的战略位置，完善人民健康促进政策。习近平总书记强调，健康是幸福生活最重要的指标，健康是1，其他是后面的0，没有1，更多的0也没有意义。

普及健康知识，提高健康素养，是实践证明的通往健康的一条经济、有效路径。国家卫生健康委宣传司、人民卫生出版社策划出版"健康中国·你我同行"系列科普读物，初心于此。

系列科普读物的主题最大程度覆盖人们最为关心的健康话题。比如，涵盖从婴幼儿到耄耋老人的全人群全生命周期，从生活方式、心理健康、环境健康等角度综合考虑健康影响因素，既聚焦心脑血管疾病、癌症、慢性呼吸系统疾病、糖尿病、传染病等危害大、流行广的疾病，也兼顾罕见病等人群福祉。

系列科普读物的编者是来自各个领域的权威专家。他们基于多年的实践和科研经验，精心策划、选取了广大群众最应该知道的、最想知道的、容易误解的健康知识和最应掌握的基本健康技能，编撰成册，兼顾和保证了图书的权威性、科学性、知识性和实用性。

系列科普读物的策划也见多处巧思。比如，在每册书的具体表现形式上进行了创新和突破，设置了"案例""小课堂""知识扩展""误区解读""小故事""健康知识小擂台"等模块，既便于读者查阅，也增加了读者的代入感和阅读的趣味性及互动性。除了图文，还辅以视频生动展示。每一章后附二维码，读者可以扫描获取自测题和答案解析，检验自己健康知识的掌握程度。此外，系列科普读物作为国家健康科普资源库的重要内容，还可以供各级各类健康科普竞赛活动使用。

每个人是自己健康的第一责任人。我们希望，本系列科普读物能够帮助更多的人承担起这份责任，成为广大群众遇到健康问题时最信赖的工具书，成为万千家庭的健康实用宝典，也希望携手社会各界共同引领健康新风尚。

更多该系列科普读物还在陆续出版中。我们衷心感谢大力支持编写工作的各位专家！期待越来越多的卫生健康工作者加入健康科普事业中来。

"健康中国·你我同行"！

专家指导委员会

2023 年 2 月

前言

　　健康是人全面发展的基础，党中央国务院高度重视人民健康，把人民健康放在优先发展的战略地位。2019 年 7 月发布的《健康中国行动（2019—2030 年）》提出：将健康知识普及行动列为第一行动，把提升健康素养作为增进全民健康的前提，倡导每个人是自己健康第一责任人的理念，到 2030 年，实现健康生活方式基本普及。

　　为助力健康知识普及行动，帮助群众掌握正确的健康知识，引领科学的健康理念，走出健康知识误区，提倡健康生活新风尚，从而稳步提高全民健康素养水平，我们聚焦 "健康生活方式" 和 "基本健康技能" 两大内容编写本书。在 "健康生活方式" 部分，为将防控新型冠状病毒感染疫情的宝贵经验转化为群众的健康生活方式，我们在世界卫生组织（WHO）提出健康的四大基石（"合理膳食、适量运动、戒烟限酒、心理平衡"）基础上，增加了文明健康、绿色环保两个主题，涉及健康领域热点问题，如作息不规律、过度使用手机等，将健康生活方式内容与社会发展同频共振。在 "基本健康技能" 部分，我们聚焦群众日常生活进行合理编排，从个人防护、自我管理到合理用药，从伤害预防到应急自救互救，让群众更好地 "知其然，知其所以然"，掌握健康知识，更掌握健康技能。

为让广大读者能更好地领略到健康"知、信、行"的精髓，图书编写遵循权威性、科学性、实用性和趣味性统一的原则，编委均为相关领域的权威专家，并拥有多年的科普写作经验；特邀复旦大学附属中山医院陈海燕医生、上海中医药大学附属曙光医院朱蕾蕾医生手绘漫画，使读本图文并茂、生动有趣，让健康知识"随风潜入夜，润物细无声"。

我衷心地感谢上海市健康促进中心、上海市疾病预防控制中心等为本书所作的努力及精心策划。同时衷心地感谢各位编写专家的辛勤付出。

在此，真诚祝愿每一位读者都能健康快乐每一天，平安幸福到永久！

上海市医学会会长　邬惊雷

2023 年 1 月 6 日

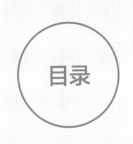

目录

健康生活方式

基本健康技能

健康生活方式

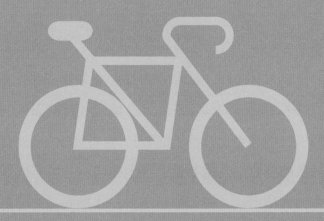

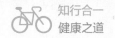
合理膳食

（一）营养均衡又全面

　　青青今年6岁，她每天最烦恼的事情就属吃饭啦！她正坐在餐桌旁，一手扶着碗，一手拿着筷子，慢慢地数着饭粒，在碗中找出肉粒吃掉，而蔬菜都被她拣到一边。爸爸妈妈坐在一旁紧盯着青青。爸爸说："青青，你今天必须将碗里的青菜吃完和杯里的牛奶喝完，才能出去玩。"妈妈说："青青乖，把饭吃了妈妈奖励你巧克力。"……这顿饭已经吃了半个多小时了，饭菜早已经凉了。看到青青磨蹭着吃饭的样子，爸爸终于压不住火，一把抓过碗筷给青青喂饭。刚填了两口，"哇哇哇哇"青青将吃进的饭菜全部吐了出来，牛奶喝了一口也被打翻。爸爸妈妈无奈地叹了口气，青青经常一喝牛奶就会腹泻，也不爱吃蔬果，长期食物单一的饮食习惯会对青青有什么影响呢？

 小课堂

1. 食物需要多样化

　　人类的食物多种多样，每种食物都含有多种营养成分，但不同食物所含的营养成分不同，除母乳可以满足6月龄以内的婴儿营养需要外，任何一种天然食物都不能提供人体所需的全部营养素。同时，人体对各种营养素的需要量也各不相同。所以，人体每日的饮食必须由多种食物组成，做到平衡膳食，才能满足人体各种营养需要，达到合理营养、促进健康的目的。这也是与不同的经济水平和饮食习惯相适应的。多种食物应包括：

（1）谷类及薯类：谷类包括米、面、杂粮，薯类包括马铃薯、甘薯等；主要提供碳水化合物、蛋白质、膳食纤维、B族维生素。

（2）动物性食物：包括肉、禽、鱼、奶、蛋等；主要提供蛋白质、脂肪、矿物质、维生素A和B族维生素。

（3）豆类及其制品：包括大豆及其他干豆类；主要提供蛋白质、脂肪、膳食纤维、矿物质和B族维生素。

（4）蔬菜水果类：包括鲜豆、根茎、叶菜、茄果等；主要提供膳食纤维、维生素C和胡萝卜素。

（5）纯能量食物：包括动植物油、淀粉、食用糖；主要提供能量。植物油还可提供维生素E和必需脂肪酸。

膳食巧搭配

2. 蔬菜水果天天见

（1）蔬菜水果的营养价值：蔬菜蛋白质和脂肪含量低，碳水化合物含量为4%左右，所含纤维素、半纤维素等是膳食纤维的主要来源，其含量在1%～3%。并且蔬菜中含有丰富的矿物质，其中以钾最多，钙、镁含量也较丰富，是我国居民膳食中矿物质的重要来源。新鲜蔬菜含丰富的维生素C、胡萝卜素、维生素B_2（核黄素）和叶酸，还含有各种植物化学物，如类胡萝卜素、植物固醇、芥子油苷、多酚等。除此之外，蔬菜中也存在影响人体对营养素吸收的抗营养因子，如植物血细胞凝集素、皂苷、蛋白酶抑制剂、草酸等。

新鲜水果蛋白质及脂肪含量低，碳水化合物在6%～28%，主要是果糖、葡萄糖和蔗糖，还富含纤维素、半纤维素和果胶，且含维生素C和胡萝卜素较多，还含有钾、钙、磷等矿物质；因含有

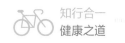
多种有机酸而呈酸味；富含各类植物化学物，如浆果类富含花青素、类胡萝卜素和酚类化学物，仁果类含有黄酮类物质。

（2）现代人为什么需要蔬菜水果：蔬菜水果本身种类较多，《中国居民膳食指南（2022）》提倡食物多样化，多样蔬果给食物多样化提供基础；蔬果是无机盐的丰富来源，比如钾、钠、钙、铁、磷等；蔬果是维生素的丰富来源，比如水溶性维生素中的维生素 C 和 B 族维生素，还有脂溶性维生素中的维生素 A，就是胡萝卜素的来源。蔬菜水果是植物化学物来源，植物化学物来源于植物性食物中传统营养素之外的化学物质，对健康非常重要，也正是这些植物化学物赋予蔬菜水果各种各样颜色、味道等。

3. 饮奶是个好习惯

奶类除含丰富的优质蛋白和维生素外，含钙量较高，且被人体吸收利用率高，是天然钙质的极好来源，这是任何食物均不可比拟的。正常成年人每天应饮奶 300 毫升或食用相当量的奶制品（如 2~3 片奶酪）。儿童青少年每天应饮奶 300~400 毫升或食用相当量的奶制品可保证钙摄入达适宜水平。孕期妇女和乳母应在孕前膳食基础上，每日增加奶类 200 毫升。每日我国居民膳食提供的钙质普遍偏低，平均只达到推荐摄入量的一半。我国婴幼儿维生素 D 缺乏病的患病率也较高，这和膳食钙不足可能有一定的联系。大量的研究结果表明，给儿童、青少年补钙可以提高其骨密度，从而延缓其发生骨质丢失的速度。

此外，奶应避光保存，以保护其中的维生素。研究发现，鲜牛奶经日光照射 1 分钟后，B 族维生素很快消失，维生素 C 也所剩无几。即使在微弱的阳光下，经 6 小时照射后，B 族维生素也仅剩一半，而在避光器皿中保存的牛奶不仅维生素没有消失，还能保持牛奶特有的鲜味。

 知识扩展

1. 怎样做到食物多样化

根据《中国居民膳食指南（2022）》推荐，平均每天至少摄入 12 种食物，每周至少 25 种，烹调油和调味品不计算在内。同时提出，食物多样、谷类为主是平衡膳食模式的重要特征。每天摄入谷类食物 200～300 克，其中全谷物和杂豆类 50～150 克，薯类 50～100 克。

2. 每天要吃多少蔬菜水果

根据《中国居民膳食指南（2022）》建议：

（1）餐餐有蔬菜，保证每天摄入不少于 300 克蔬菜，深色蔬菜应占 1/2。

（量化：大约相当于 1 个拳头的块茎类蔬菜加上一大捧叶菜类。需要提醒的是，每天吃蔬菜的品种和颜色最好多样，这样能获得更全面的营养）

（2）天天吃水果，保证每天摄入 200～350 克新鲜水果，果汁不能代替鲜果。

（量化：相当于 1～2 个中等大小的苹果）

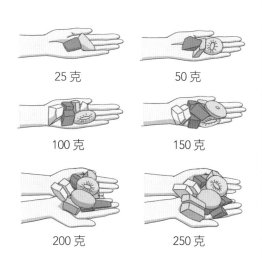

25 克	50 克
100 克	150 克
200 克	250 克

估计蔬菜水果的克重

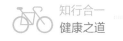
3. 乳糖不耐受人群该怎么办

有些人饮奶后胃肠会出现不适症状，如腹胀、腹泻、腹痛等，这与乳糖不耐受有关，可以采取以下方式解决：①少量多次饮奶，如每次喝 1/3 杯（约 50 毫升）牛奶；②饮奶前吃一定量的主食，避免空腹饮奶；③首选酸奶或低乳糖奶产品，可通过食物标签了解乳糖（碳水化合物）含量的高低。

 误区解读

1. 减肥时不吃主食以减少碳水化合物的摄入

这种做法是错误的。肥胖的真正原因是能量过剩，食物总量摄入多导致膳食总能量摄入过多，而减少主食量可以减少能量的摄入，的确会对体重控制有帮助。但减少主食摄入能量的同时，也减去了膳食中谷类提供的维生素、矿物质的来源，这种营养素不均衡的膳食对健康不利，也对长期的体重控制不利。要保证食物多样性，合理营养，科学减肥。

2. 喝牛奶促癌

此说法未得到证实。媒体不时报道牛奶有害、促癌的研究信息，引起人们对牛奶的疑虑。很多研究报告只是初步实验资料，并未得到证实，更未得到公认，尚不是用来指导大众膳食实践的依据。目前世界各国的膳食指南都建议每日摄入奶类食品，我国牛奶消费还处于较低水平，如果能按照指南的推荐，每人每日奶类摄入达到 300 毫升，将大大改善我国居民（尤其是儿童青少年）钙的营养状况和骨骼健康状况，也不会引起成人慢性病的增加。

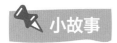 **小故事**

宋庆龄（1893—1981）作为孙中山的夫人、国家名誉主席，拥有传奇的一生。她享寿八十八岁，在人均寿命六十多岁的年代，可谓是长寿了。宋庆龄有着自己的养生之道：均衡营养，平衡膳食，多吃蔬果。上海宋庆龄故居纪念馆里就收藏着一张宋庆龄一日食谱的饮食照片，上面写着：两杯牛奶，两片白面包，一份火腿肉，一杯橙汁，两种绿叶蔬菜，一个鸡蛋，一份水果，一份蔬菜沙拉，一个烤土豆。此外，她还保持着规律的作息、适量的运动、舒缓的身心，这些都有利于身体健康。

（二）饮食误区要避开

王阿姨和儿子小李住在一起，两个人天天都在进行"饮食知识大比拼"。小李喜欢喝饮料，王阿姨觉得不健康劝他不要喝，小李觉得大家都在喝，况且他也喝得不多，不会影响健康。王阿姨能做一手好菜，做菜的时候虽然放盐不多但是喜欢放各种调料，小李觉得调味品里面也有很多盐不健康，王阿姨觉得不放调味品菜就不好吃了。母子俩谁也说服不了谁，那么到底谁对谁错呢？

 小课堂

1. **健康成年人每天吃多少添加糖是健康的**

"喜甜"是人们与生俱来的，糖的甜味能刺激大脑中的多巴胺能神经元，让人类感受到愉悦，因此，市面上含添加糖的食品，往

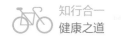
往会吸引不少消费者的选购。然而，添加糖是纯能量食物，不含其他营养成分，过量摄入可能会导致肥胖、糖尿病、龋齿、心血管疾病等。《中国居民膳食指南（2022）》推荐成人添加糖摄入量每天不超过 50 克，最好控制在 25 克以下。

2. 多吃盐的危害

食盐是烹饪中最常用的调味料，给人们的感觉是"咸"。咸能保鲜，故"咸"与"鲜"读音相近，大家烹调时都喜欢往菜品里放盐，以增加成品风味。然而，盐吃多了也会导致高血压、水肿，增加心血管疾病的患病风险等。要健康，忌高盐已经成为全球共识。根据 WHO 建议，我们每天盐的摄入量应小于 5 克。

 知识扩展

1. 市售饮料含糖量

很多饮料为了迎合大众的口感，都会添加糖。碳酸饮料中添加糖的量一般约为 10 克 /100 毫升，也就是说，喝一瓶 500 毫升的碳酸饮料就会喝进去 50 克添加糖，已达到成人推荐量的上限。乳酸菌饮料是比较容易被忽视的含糖饮料。事实上，为了掩盖乳酸菌饮料本身的酸味，须添加比较多的糖。常见的某乳酸菌饮料糖含量就高达 15.7 克 /100 毫升。除了饮料，还有一个常见的食物含有比较多的添加糖，这就是酸奶。市售酸奶，为了追求好的口感，会添加较多的糖，市面上酸奶中的添加糖平均约为 7 克 /100 毫升。

2. 生活中随处可见的"看不见"的盐

很多食物都是"藏盐"高手，最常见的"隐形盐"包括含盐调味品、腌制食品（咸菜、腌肉等）以及预包装食品，可以说渗透在我们日常饮食的方方面面。

除了食盐，还有很多调味品含盐较多，包含酱油、味精、鸡精、蚝油等。1.7 克鸡精或 5 克老抽中就分别含有 1 克盐，烹调时不注意放多了就很容易超过每天 5 克的限量。还有一些尝起来不咸的调味品如番茄酱、沙拉酱等，含盐量也不低。

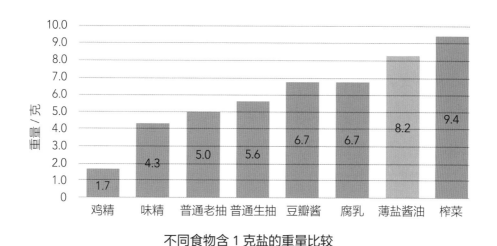

不同食物含 1 克盐的重量比较

腌制食品，在制作过程中都需要添加大量盐，像香肠、咸鸭蛋等每 100 克就含 6 克左右的盐，一袋 100 克的盐腌话梅换算后含盐量可达 10 克左右，已经是每日推荐量的 2 倍了。选购食品时，还可以通过关注营养成分表上的钠含量了解食物含盐量，393 毫克钠等于 1 克盐，换算后不难发现，饼干、方便面、罐头食品等，都是高盐的重灾区。

因此，要想避开这些"隐形盐"，少吃高盐调味品和加工食品非常关键，尽量选用新鲜食材，巧用葱、姜、蒜等天然调味料替代盐，就可以吃得更健康了。

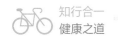

 误区解读

1. 代糖饮料是含糖饮料的良好替代

含糖饮料不健康，那么代糖食品就是我们最好的选择了吗？也不一定。所谓代糖，就是吃起来甜甜的，但热量极低的甜味剂。其实，大量研究显示长期大量吃代糖食品也会存在健康风险。虽然目前市面上合格的代糖食品，所添加的代糖都符合食品安全要求，但代糖食品不等于无糖食品，更不能直接等于健康食品，切勿将代糖食品神化，更不能毫无节制地大量食用。

2. 吃肉不如喝汤

喝汤和吃肉，到底哪个更健康呢？要回答这个问题，首先我们得先了解一下汤里面都有什么营养成分。

肉汤里的营养成分，主要取决于肉在熬制过程中哪些物质能溶解到汤里面，包括可溶性蛋白质、小部分脂肪、B 族维生素等，这些成分溶解到汤中，就成为我们口中常说的有营养的"补汤"。然而，溶于汤中的这些营养成分仅仅为肉本身营养成分很小的一部分，而大部分的优质蛋白质、铁、钙、锌、维生素 A 等并没有"转移"到汤中，因此，直接吃肉所提供的营养是高于喝汤的。

鸡汤中的营养素

营养素(每 100 克所含营养素)	鸡汤	鸡肉
能量 / 千卡	28	167
蛋白质 / 克	1.3	19.3
脂肪 / 克	2.4	9.4

营养素(每 100 克所含营养素)	鸡汤	鸡肉
维生素 A/(微克·视黄醇当量)	0	48
硫胺素 / 毫克	0.01	0.05
核黄素 / 毫克	0.07	0.09
维生素 E/(毫克·α- 生育酚当量)	0.21	0.67
钠 / 毫克	251	63
铁 / 毫克	0.3	1.4
锌 / 毫克	0	1.09
钙 / 毫克	2	9

此外，由于肉汤里含有较多的嘌呤类物质，不推荐痛风和高尿酸人群食用，血脂偏高的人也要避免喝脂肪含量较高的肉汤。还有一点值得关注的是，不少人在熬制汤品的过程中，为了口感和味道更丰富，可能还会多放油、盐等调味料，汤的总体营养价值就更加大打折扣了。

当然，虽然汤的营养价值比不上直接吃肉，但喝汤也有它的优点，对于消化能力较差，或者像手术后身体还比较虚弱的人，喝汤更有利于快速补充溶于汤中的这些营养物质，同时也能避免增加肠道负担，但也建议少放油盐，享用汤品原有风味的同时也更有利于健康。

3. 多吃肉才能长个儿

"宝贝再多吃点，多吃肉才能长个儿。"你还有这种观念吗？

动物性食品中含有丰富的优质蛋白质，对于正处在生长发育期的孩子而言，是非常需要的，但同时也含有较多的脂肪，肉的种类不同，脂肪含量也不同。膳食脂肪和能量摄入过多与儿童青少年肥胖的发生具有很强的相关性。

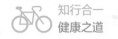
钙、镁、锌、碘、B 族维生素、维生素 C 等矿物质和维生素对儿童青少年的生长发育也是至关重要的。因此，要想健康长个儿，除了吃肉还需要吃蔬菜和水果。合理膳食、均衡营养才是健康成长的不二法宝。

均衡膳食，首先要食物多样化，粗细兼备，荤素搭配，相互取长补短，建议平均每天摄入不重复的食物种类数达到 12 种以上，每周达到 25 种以上。谷类、薯类、杂豆类的食物品种数平均每天 3 种以上，每周 5 种以上；蔬菜、菌、藻和水果类的食物品种数平均每天有 4 种以上，每周 10 种以上；鱼、蛋、禽肉、畜肉类的食物品种数平均每天 3 种以上，每周 5 种以上；奶、大豆及坚果类的食物品种数平均每天有 2 种，每周 5 种以上。

（三）健康烹饪享美味

小红最喜欢吃的一道菜是香椿炒蛋，这天妈妈又在做这道菜了，她高兴地在旁边帮忙。妈妈让她帮忙先把锅里的水烧开把香椿焯一遍水，之后才可以炒，四季豆等豆类蔬菜也是最好要先焯水再烹调。此外小红发现家里的油壶带有刻度，买的桶装油都是装在油壶里面使用的，妈妈每次做菜都是按照刻度放油的，妈妈告诉她这样可以控制油的使用量，对身体健康更好。小红心里想，原来做菜有这么多讲究呀，不禁思考起来：食材怎么烹饪才更健康呢？

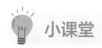

小课堂

烹调方法对　健康更美味

第一，针对不同的食材采取适当的烹调方式是充分发挥其营养价值、保证食用安全的关键。一些可以生吃的蔬菜（如生菜、黄瓜、番茄、洋葱等）使用常见的炒、炖等烹饪方式后维生素和矿物质会大量流失，所以可将其凉拌或制作成蔬菜沙拉。有些蔬菜（如菠菜、竹笋、芹菜等）草酸含量较高，可影响人体对钙的吸收，烹调时焯水能够去除大部分草酸。还有的蔬菜含有有害物质（比如新鲜的黄花菜中含有秋水仙碱，四季豆等豆类蔬菜中含有皂素和植物凝集素，香椿中含有亚硝酸盐），烹调时通过焯水能够去除有害物质，避免食品安全事故发生。肉类的烹调方式可以从红烧、油炸等改变成清蒸、炖、煮等。同时要尽量避免勾芡、裹面衣，因为勾芡使用淀粉，会增加食物热量，而且芡汁越稠吸油越多。

第二，食物原材料的选择同样也能影响美食的制作。首先，肉类尽量选择油脂含量比较低的种类，比如禽类和水产，红肉中也会因为部位的不同而影响到油脂含量的高低；其次，原材料越新鲜、越好，烹饪方式也就越简单，简单的蒸和煮就能让人体会到鲜美的滋味，不需要其他调味品的支撑。食物切块的时候尽量切大一些，切小的话会因为总面积更大而导致吸收更多的油脂。

第三，可以从工具入手，借助称量和烹调工具减少油的使用。使用油壶能够精确油的使用量。不要过度信任自己的经验之谈，很多人认为自己放的油量减少了，实际情况可能还是超过了健康标准，所以一定要配备带有刻度的油壶或者油勺。可以将食用油和水

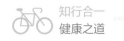
放入塑料喷雾罐，摇一摇使之混合，均匀喷洒一层于食材上或锅、烤盘中，可减少用油量。烹饪工具的改变也会减少油的食用，无论是微波炉还是最新的空气炸锅都能减少油的使用量。

第四，提倡小分量和分餐制。《中国居民膳食指南（2022）》中提出"公筷分餐，杜绝浪费"。推行"小分量"是减少浪费的一种行之有效的方式，小份备餐不但能减少剩菜剩饭，还能增加食物种类。一次烹调的食物不宜太多。既方便科学搭配保证食物种类丰富、营养全面，又能保证摄入的食材新鲜卫生，减少食品储存不当带来的食品安全风险。

知识扩展

1. 深色蔬菜有哪些

深色蔬菜是指深绿色、红色、橘红色和紫红色蔬菜。比如：深绿色，菠菜、油菜等；橘红色，西红柿、胡萝卜、南瓜、红辣椒等；紫红色，紫洋葱、红苋菜、紫甘蓝等。

2. 烹调蔬菜可选择"水油焖炒"

在这里给大家介绍蔬菜的一种不同于传统烹调方式的做法：水油焖炒。首先把菜放在一小碗沸腾的油水混合物当中翻炒一段时间，之后中火焖半分钟到一分钟，最后打开盖子中火再翻炒一分钟，让水分适当蒸发，即可装盘。用这种做法做出的成品盘子里只有很少一点汤汁，看起来和炒菜没有区别。用少量加了油的水来替代大量的水，既能避免水溶性营养素大量溶出损失，又能让蔬菜纤维吸油变软，改善口

减油菜谱：
虾仁炒蛋

感，保持色泽。总结起来，这种做法比炒菜放油少，比煮菜放水少，比蒸菜速度快，比炖菜时间短。可以说是综合了各种烹调方法的优点。

3. 在外就餐和家庭就餐如何"小分量"

在家庭生活中须开展食育教育。家长应以身作则，践行"小分量"；还应在日常生活中注重培养儿童青少年养成吃多少盛多少的饮食习惯，让"小分量，不浪费"的文明生活方式形成社会新风尚。在外点餐时提倡点小份菜、半份菜，理性点餐、适量点餐，不铺张浪费，根据就餐人数科学搭配，合理选择荤素菜比例，做到食物多样，注重营养。家庭就餐购买食物和烹调食物注意"小分量"，现代生活中，菜场、超市、便利店以及网购平台使得购买食物更加方便快捷，因此不需要大量购买囤积食物，我们可以根据家庭就餐人数合理估计，每种小分量购买。

 误区解读

1. 洗蔬菜是先切后洗

这种做法是错误的。蔬菜应"先洗后切"，切后再洗会使蔬菜中的水溶性维生素和矿物质从切口处流失过多。

2. 烹调蔬菜用慢火

这种做法是错误的。蔬菜烹调应该"急火快炒、汤沸下菜"，可缩短蔬菜的加热时间，减少营养素的损失。此外，炒好的蔬菜尽量一顿吃完，避免亚硝酸盐的产生及营养素流失。

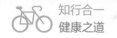
3. **听说牛油果很健康，可以多吃**

牛油果属于高脂低糖水果，而且膳食纤维、叶酸、维生素E含量也比较高，营养丰富。但也不是吃得越多越健康，牛油果有着"森林奶油"的称呼，日常适量食用或将其替代沙拉油食用是健康的吃法。但其脂肪与热量含量比较高，减肥、腹泻的人群最好少吃。

（四）食品安全是基本

每天坚持锻炼的陆爷爷这两天却频繁往医院里头跑，最后竟然都住进了重症监护室（ICU）。之前出现呕吐和腹泻，吃了药就好转了，但这次出现了相同的情况，人竟然快要虚脱了，加上陆爷爷的心电图、心肌酶、肌钙蛋白、肾功能等均显示异常，经急诊医生与心内科和重症医学科会诊后，医生表示不排除发生感染性休克的可能，最后将陆爷爷转入ICU，可原因究竟是什么呢？原来陆爷爷平时非常节俭，吃不完的菜不舍得倒掉，经常吃隔夜菜，以前吃坏肚子，吃点药就好了。但是前天剩下的番茄炒蛋和丝瓜太多，陆爷爷放到了第二天，直接拿出来吃。因为储存不当，隔夜剩菜被细菌污染，吃之前又没有彻底加热，导致陆爷爷得了急性肠胃炎。在出现腹泻呕吐比较严重时，没有及时就医和治疗，随即出现身体脱水、多脏器损伤和急性肾功能损伤等症状。

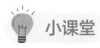 小课堂

1. 公筷公勺，食物保存更卫生

亲朋好友聚餐，无论是为了烘托气氛还是制造排面，总会多备几道菜助兴，然而大快朵颐之后难免会有许多美食"无腹享受"，让人犯难。浪费粮食显然有失素质，不符合"光盘行动"的号召，而打包回收又让人不免考虑到席间交错的筷勺，可能会存在口水残留交叉的问题，带来健康隐患。

备餐过多的情况并不少见，针对这种现象，除了可以根据用餐者的食量来合理适量地准备饭菜之外，使用公筷公勺也是一种好办法。如果同桌合食的人中万一有谁生病，那么含有致病菌的唾液就会使疾病"口口相传"的概率大大增加。成年人身体素质好，抵抗力强，患病的概率低，但是同桌就餐的老年人和小孩被传染的可能性却非常大，因此，为了身边人的健康着想，使用公勺公筷是礼貌友爱、文明和谐的体现。

即使是健康的人唾液中也含有大量细菌，这些细菌在正常情况下不会使人生病，但是会加速食物腐败变质。使用公筷公勺，可以保证菜肴不被各种唾液污染，避免食物被众人频繁取餐时交叉污染。这样就餐者便可以放心地将没有吃完的食物打包带回家，储存在冰箱中，留着下次食用，从而养成环保节约的好习惯。

因此，使用公筷公勺，能有效避免就餐过程中的唾液污染，既防止了病毒和细菌的传播，也有利于食物的保存，进一步减少了食物的浪费。多一双公筷，多一次

公勺公筷
分餐食

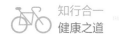

分餐，就多一份健康保障，使用公勺、公筷，利人利己保健康，文明你我他。

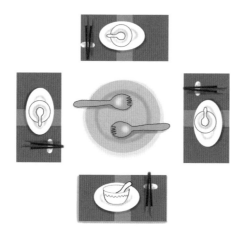

公筷公勺保健康

2. 剩菜新吃有技巧

有传言称，经常吃剩菜会致癌。其实这种说法是不正确的，各项研究表明，只要隔夜菜储存方式得当，虽然亚硝酸盐的含量会有所升高，但是远低于火腿肠中亚硝酸盐的含量（合格的火腿肠中亚硝酸盐的允许残留量为 30 毫克 / 千克），不会危害人体的健康。但值得注意的是，剩菜存放的时间越久，亚硝酸盐的含量越高，也越容易孳生细菌，所以剩菜要尽早吃完，也不要多次加热，每加热一次，营养流失就会多一分，吃多少就应该加热多少，日常生活中尽量做到剩肉不剩菜。

3. 冰箱不是"保险箱"

如今，每个家庭都配备了冰箱，冰箱里不仅存储了新鲜的蔬菜、水果和肉制品，也放置了剩菜剩饭。不少人认为将食物直接放在冰箱里便足够安全可靠，但冰箱不是"保险箱"，附着在食物上的细菌并没有死去，而是缓慢地生长，存放的时间越长，孳生的细菌越多，最终危害人们的健康。

通常情况下，冷藏室和冷冻室并不能抑制所有细菌生长，只是延长保质期，所以食物仍然会变质。常用冰箱的冷冻温度为 −23 ~ −12℃，冷藏温度是 4~8℃。冷冻保鲜的时间长，适合鸡鸭鱼肉等肉类食品的长时间保鲜；冷藏保鲜的时间短，适合蔬菜水果类的保鲜。

生食和熟食最好分开包装和存放。熟食用保鲜膜封好或者放入盒内，可以避免生食污染熟食，也防止串味。同时冰箱也需要定期清洁，创造一个干净卫生的环境，放进去的食物也会更安全。

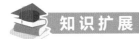 知识扩展 ////

1. 食物怎么存放才安全呢

4~60℃是食物容易发生变质的危险温度范围，所以食用完毕后应该尽快将剩余食物放入冰箱保存。熟食在室温下不得存放 2 小时以上，一般来说，在冷藏条件下，肉类较其他类别的食物可存放的时间更长，能够冷藏 3~4 天，但最好在 1~2 天内吃完，因为剩菜放置的时间越长亚硝酸盐的含量就越高。在食用剩菜之前一定要充分加热，使其沸腾并保持 3 分钟以上。

2. 剩菜新吃的技巧

（1）改刀工：把大块的肉切片或切丁，加配菜制作出小炒菜。比如把酱肉切片制作成荸荠炒酱肉。

（2）换调味：将味道相对寡淡的肉类，如鸡肉、鸭肉，加入其他调味料制作出不一样的菜。如咖喱鸡丁。

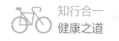

（3）加配菜：可以搭配新鲜蔬菜二次烹调，如牛肉、禽肉搭配白萝卜或土豆等；鱼类搭配豆腐或粉条一起炖煲；带骨头的肉可搭配蔬菜煮汤，如排骨加玉米、胡萝卜等做成排骨汤，汤汁还可以做火锅底料，使营养更加均衡。

（4）换形式：将肉切丝、弄碎后加入蔬菜和调料，作为馅饼和春卷的馅料。

 误区解读

1. **所有的菜都可以存放在冰箱**

不是所有的菜都可以存放在冰箱。

（1）蔬菜：蔬菜的亚硝酸盐含量大于肉类，而且经过烹饪后营养物质流失较多，尤其是维生素，因此不建议将蔬菜剩余。

（2）凉菜：制作凉菜的时候一般不会加热，细菌繁殖速度快，菜品容易腐败变质，而且凉菜经过隔夜之后，亚硝酸盐的含量会大大增加，长期食用损害健康。

（3）豆制品：豆腐等豆制品含水较多且富含蛋白质等营养成分，很容易孳生细菌，不建议隔夜放置。

（4）海鲜：螃蟹、鱼、虾类等海鲜隔夜后蛋白质会降解，鲜味丧失，所以最好准备一次性能吃完的量。

2. **经常储存在冰箱的食物不会孳生细菌**

这是错误的。即使是经常储藏在冰箱里的食物，也容易滋生细菌，每种食物孳生的细菌不同，这些细菌会引起身体出现不同的症状。

细菌感染的症状

种类	易感细菌	症状
牛奶	李斯特氏菌	发热、畏寒和头痛等
生猪肉	耶尔森氏菌	急性肠胃炎,小肠结肠炎,甚至阑尾炎、败血病等
蔬菜水果	志贺氏菌	发热、腹泻、水样便等
肉类、奶类、蛋类、鱼类	金黄色葡萄球菌	恶心、呕吐、腹痛、腹泻等
海产品类	副溶血性弧菌	发热、腹痛、水样便等

答案：1. B；2. A；3. ×

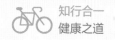

知行合一
健康之道

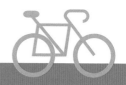

健康知识小擂台

单选题：

1. 以下不是常见的"隐性盐"食品是（　　）

　　A. 鸡精　　　　B. 苹果　　　　C. 盐腌话梅　　　　D. 面包

2. 深色蔬菜和浅色蔬菜的推荐摄入比例是（　　）

　　A. 1：1

　　B. 1：2

　　C. 1：3

　　D. 1：4

判断题：

3. 含糖饮料是指放有糖且口味甜的饮料。（　　）

合理膳食
自测题

（答案见上页）

适量运动

（一）适量运动要素

　　张先生是一位白领，平时工作静多动少，也没有运动的习惯。随着人到中年，虽然事业有成，但身体却时不时会出现一些小问题，做事情常感到精力不足，容易疲劳，晚上睡觉经常失眠，体检也亮了"红灯"，诊断为体重超重、脂肪肝和血压偏高，于是他来到了医院。医生看了他的体检报告，了解了他的工作和生活习惯，做了必要的检查后，给他开了一剂药，他打开药方一看，两个大字映入眼帘——运动。张先生有点疑惑，运动真的是能解决自己健康问题的良药吗？

 小课堂

1. 适量运动是实现健康的四大基石之一

　　苏格拉底曾说：身体的健康因静止不动而破坏，因运动练习而长期保持。如今，健康不仅仅是无疾病、不虚弱，更涉及身体、心理和社会适应三个方面的良好状态。不管你到了迟暮之年，还是年纪轻轻，都可以通过适量的运动来获得健康的收益，提高心肺耐力，促进心血管健康和代谢健康，改善骨骼、肌肉和关节的健康，提高机体的免疫力，防治慢性病，改善心理健康，提高生活质量。因此，WHO将适量运动列为实现健康的四大基石之一，而我国实施的《健康中国行动（2019—2030年）》也包括了"全民健身行动"，

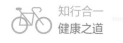

旨在鼓励国民积极参加体育锻炼，增强体质，提高健康水平。

2. 适量运动有哪些基本要素

所谓适量运动，就是适合运动者自身情况和条件，有助于改善身心状态的体育健身活动。而运动方式、运动强度、运动量是其最基本要素。

（1）运动方式：体育最本质的特点是以身体练习为手段，运动方式指的就是运动者所采用的具体的身体练习方法，也称为锻炼项目。不同的运动方式，会对人体产生不同的刺激，产生不同的锻炼功效。因此，选择正确的运动方式是适量运动的关键。如为了增强心肺功能可以选择耐力性运动，为提高肌肉力量可选择抗阻训练等。除了功效外，还应考虑性别、年龄、身体状况等因素，比如激烈的、具有对抗性的球类项目就比较符合年轻人的性格特点，而太极、气功等绵缓运动则比较适合老年人、体弱者和某些疾病的患者。

（2）运动强度：是指身体练习对人体生理刺激的程度，通俗地讲，就是在锻炼中要费多大的劲，一般分为小、中、大三种强度。大多数运动会使人体心跳加快、呼吸急促，因此，我们常用运动中的心率或呼吸来加以判断。如运动时心率达到自身最大心率的 64%～76% 为中等强度，低于 64% 为小强度，高于 76% 则为大强度。通过锻炼中能不能说话和唱歌也可以帮助我们判断运动强度，如我们一边锻炼一边能顺畅地说话还能唱歌，说明基本不喘，就是小强度；能顺畅地说话但不能唱歌，说明有点喘了，那就是中等强度；如果连一句完整的话也没法说，说明呼吸非常急促了，那就是大强度。对于大多数人来说，推荐中等强度运动，比如快步走，其对身体的刺激强度适中，且安全性较高。

（3）运动量：是锻炼时间或次数的累积，包括每周锻炼的频率、每次锻炼的时间等。WHO 推荐成年人的运动量为：每周至少进行 150 分钟中等强度有氧运动，或 75 分钟大强度有氧运动，也可以是这两种强度运动的等量组合。有氧运动的频率为每周 3 ~ 5 天，每天锻炼的时间为 30 ~ 60 分钟，如果是快步走，则每天累计达到 6 000 ~ 10 000 步。此外，还推荐成年人每周进行 2 次以上抗阻训练以增加肌肉力量。抗阻训练与有氧运动不同，一般以组数和次数来表示锻炼量。虽然上面给出的推荐量是基于大量科学研究而得出的，但因为每个人的身体状况不同，锻炼的目标也有差异，因此，还是应当因人而异，并根据锻炼效果和身体反应及时调整运动方案，量力而行，不使运动负荷超出自己的承受能力。

 知识扩展

运动靶心率计算方法

用心率来评价运动强度是最简便易行的方法，在运动中应该达到和保持的心率，称为靶心率（THR）。

计算靶心率的常用方法是最大心率百分比法。具体的算法为：

靶心率 = 最大心率 × 预期强度 %

其中，最大心率 = 220 - 年龄，中等强度一般定义为最大心率的 64% ~ 76%。

举例来说，一位 30 岁人的中等强度靶心率：（220 - 30）×（64% ~ 76%）

靶心率 = 122 ~ 144 次 / 分

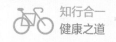

 误区解读

初始锻炼就采取运动量大、强度大的锻炼

　　这种做法是错误的。急于求成，一上来就挑猛的练，寄希望通过几次锻炼就达到健身的目标，是许多刚开始运动健身者容易步入的误区。锻炼中我们应循序渐进，逐步提高。具体来说，就是练习内容由简到繁，技术动作由易到难，运动量由小到大，运动强度由弱到强，使每次锻炼都达到既有足够的生理刺激，又力所能及的要求，这才是适量运动。此外，锻炼切不可"三天打鱼，两天晒网"，实际上一次锻炼的效应是短期的，只有规律地、经常地参加体育活动，对健康的效应才会明显、持久。

（二）主要运动健身项目

　　在医生的解释下，张先生对运动的重要性、适量运动的基本要素有点入门了，也暗暗下了决心，要通过运动去改善自己的健康状况。但他觉得自己是一个运动"小白"，在学校读书的时候体育课成绩也不太好，这一下子要开始运动了，还是有许多疑惑，比如这么多运动项目都有哪些健康益处，自己又该选择哪项运动？带着疑问，他继续向运动专家请教。

 小课堂

运动健身项目，根据不同特征，一般分为有氧运动、力量练习、球类运动、中国传统运动、牵拉练习五大类。

（1）有氧运动：有氧运动是指人体在氧气供应充足条件下，全身主要肌肉群参与的节律性周期运动，典型的如快走、慢跑、骑自行车、游泳等。有氧运动对健康有很多好处，它可以提高心肺功能、改善血管功能、改善糖脂代谢、增加脂肪消耗等。因为是全身运动，还有助于关节健康、预防骨质疏松，因此也被称为全球第一健身运动，既适合强身健体，也被应用于高血压、糖尿病等多种慢性病的防治。

（2）力量练习：力量练习是指人体克服阻力，提高肌肉力量的一类运动，也称抗阻运动。力量练习包括非器械力量练习（自重练习）和器械力量练习，前者是指克服自身阻力的力量练习，如俯卧撑、引体向上、仰卧起坐等，后者则需要特定的训练器材，如哑铃、杠铃等。力量练习对我们的健康非常重要，对于年轻人，经常进行力量练习可以使肌肉发达，肌肉力量提高，身体素质增强。对于中老年人群，力量练习可以防止肌肉萎缩，保持身体活动能力。力量练习还能促进骨骼健康，对高血压、糖尿病、代谢综合征等疾病的防治也有好处。

（3）球类运动：常见的有乒、羽、网（乒乓球、羽毛球、网球），足、篮、排（足球、篮球、排球），以及门球、柔力球等民间运动。球类运动趣味性强，而且有对抗，可以提高我们参与健身的积极性。球类运动一般都是由大肌肉群参与的全身性运动，除了可以提高心肺功能以外，还可以提高肌肉力量、反应速度以及调节心理状态，是一类综合性的运动。

（4）中国传统运动：包括武术、气功等，常见的如太极拳（剑）、木兰拳（剑）、武术套路、五禽戏、八段锦、易筋经、六字

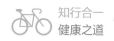

诀等。大多数中国传统运动具有动作平缓、柔中带刚的特征，讲究动静结合，强调意念与身体活动相结合，具有独特的健身养生效果。可以提高人体的心肺功能、平衡能力，改善神经系统功能，调节心理状态。特别适合中老年人群。

（5）牵拉练习：也称拉伸运动，是很重要的锻炼内容。包括静力性牵拉和动力性牵拉等不同练习方法。常见的如压腿、压肩、踢腿等。牵拉练习可以改善肌肉的弹性，增加关节的活动幅度，提高身体的柔韧性和协调性，减少运动损伤。此外，对肌肉进行牵拉，使得痉挛、疲劳的肌肉拉长，是放松肌肉的好方法。比如说办公室人群久坐后站起来伸伸懒腰、扩扩胸，对肌肉都是一种放松。

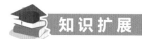 知识扩展 ///

《全民健身指南》（国家体育总局，2018）将体育活动方式与健身目的进行了归纳汇总，可以作为项目选择的参考。

根据健身目的推荐体育活动方式

健身目的	推荐体育活动方式
增强体质,强壮身体	有氧运动、球类运动和中国传统运动等
提高心肺功能	有氧运动、球类运动等
减控体重	长时间有氧运动
调节心理状态	球类运动、中国传统运动
增加肌肉力量	各种力量练习
提高柔韧性	各种牵拉练习
提高平衡能力	中国传统运动、球类运动、力量练习
提高反应能力	各种球类运动

任何一项运动都有其优势，也有其不足，多种运动方式结合，可以取长补短，使健康效应全面提高。对于成年人，一般推荐将有氧运动、力量练习和牵拉练习作为基本锻炼手段组合进行，老年人则增加平衡能力的练习。

此外，还应考虑自己的运动基础，以及周围的场地、器材、气候等条件。当然，兴趣爱好是不可或缺的，只有自己喜欢的运动才能长期坚持。

（三）科学运动步骤

在运动专家的指导下，张先生对运动有了比较全面的了解，感觉收获满满。就在他起身准备离开时，运动专家却叫住了他。运动专家告诉他，因为他已经好久没有参与体育运动了，而且人到中年，为保证运动的安全有效，在开始运动前还需要做一些检查评估。此外，每次运动也要按照一定的步骤顺序进行。

 小课堂

1. 到医院做一次运动风险筛查

运动可为我们带来诸多生理和心理的益处。但与此同时，运动也会带来一定的风险。除了运动中常见的肌肉骨骼和关节损伤外，最严重的是心血管急性不良事件。对于平素无运动习惯的个体，以及有潜在的或已经患有心血管疾病的患者，如突然参加高强度的锻炼活动，出现心血管不良事件的风险会大大增加。尽管如此，运动风险并不是无法避免，只要正确认识、积极防范，运动风险完全可以降到最

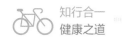

低。而运动前到医院进行一次运动风险筛查是十分有效的防范措施。

运动风险筛查一般以心血管疾病、代谢性疾病和骨关节疾病等的筛查为重点。通常认为患有以下疾病者运动风险可能较高：心脏疾病、高血压、糖尿病、痛风、运动性哮喘、肾脏疾病、肌肉、骨骼、关节急慢性损伤等。这些大多是慢性病，有一个发展的过程，有些人虽然还未被确诊，但已经有一些症状和体征出现，也应引起警惕。运动高风险人群并不是不能运动，但应当在医生的指导下进行。此外，近年来高血压、糖尿病等疾病的患病率呈上升趋势，这些患者的运动还要考虑饮食、正在服用的药物、锻炼的时间点等因素的综合影响，这些也需要听取医生的建议。

2. 做一次体质测试或运动能力评估

除了运动风险筛查，对运动者自身体质、运动能力的评估也很重要。通过测试和评价，可以更清楚地了解自己体质、运动能力哪些方面比较好，哪些方面不够好，能更准确地把握自身健身需求，选择合适的锻炼项目，更科学地制定运动目标，更合理地安排运动量。

我国先后发布了《国民体质测定标准》和《国家体育锻炼标准》，从儿童青少年到老年人，不同年龄人群都可以从中找到适合自己的测试指标和评价标准。体质测试需要一些专业仪器设备，体育部门一般在体育场馆、体育中心设置体质测试站点，有些还在社区进行了布局，方便人们前往。体育锻炼标准达标活动一般由各地的体育、卫生健康、工会、共青团等部门组织开展。

3. 科学安排每一次锻炼活动

一次完整的锻炼活动，应当包括运动前的准备活动、主体锻炼活动、运动后的放松活动三部分，也称为运动三部曲。形象地说，就好比一顿宴席的开胃菜、主菜和餐后甜点。遵循运动三部曲法则，有利于提高健身效果，减少运动损伤，促进疲劳消除。

运动前的准备活动，主要作用是预先动员我们心肺、肌肉等器官系统的功能潜力，适应即将开始的各种主体锻炼活动，以获得最佳运动健身效果，预防急性和慢性运动损伤。准备活动的时间一般为10~15分钟，以微出汗但不感到疲劳为宜。活动内容主要包括：①进行适量的有氧运动，如快走、慢跑等，使身体各器官系统"预热"，逐步进入"工作"状态；②进行各种牵拉练习，增加关节活动度，提高肌肉、韧带等软组织弹性，预防肌肉损伤。有些项目还可以增加专项性的准备活动，如打篮球前的投篮、跑篮、传球等练习，踢足球前的传球、射门等练习。

主体锻炼活动，就是本次锻炼的主要内容。根据锻炼者的目的而定，如锻炼肌肉的力量练习、锻炼心肺耐力的有氧运动、球类活动、传统健身方法等。一般来说，主体锻炼项目选择1~2项，持续时间在30~60分钟。

运动后的放松活动，主要作用是使身体各器官系统功能，逐渐从运动状态恢复到安静状态，促进血液重新分配，以免血液在下肢淤积，导致回心血量不足，影响机体重要器官的血供，诱发脑供血不足。放松活动还有利于运动代谢产物的消除，减少乳酸堆积，消除疲劳，促进体能恢复。因此，在主体锻炼活动结束后，特别是剧烈运动结束后，一定不可立即停止，而要有充分的放松活动。一般采用一小段逐渐减速的慢跑、行走等较缓的全身运动，配以深呼吸等方法，帮助身体逐步恢复到安静状态。另外，做一些牵拉性练习，有利于减轻肌肉酸痛的程度，改善身体柔韧性。

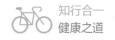
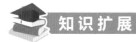 知识扩展

　　《国民体质测定标准》和《国家体育锻炼标准》由国家体育总
局制定颁布。"体质测定标准"包括身体形态、身体机能、身体素
质三大类指标,"体育锻炼标准"包括速度、耐力、力量、灵敏、
柔韧等五大身体素质指标。

国民体质测定标准指标（成年人、老年人）

类别	指标
身体形态	身高、体重
身体机能	肺活量、台阶实验
身体素质	握力、坐位体前屈、闭眼单脚站立、选择反应时、俯卧撑(男)、一分钟仰卧起坐(女)、纵跳

注：具体指标根据不同性别、年龄而定。

国家体育锻炼标准测验项目（成年人、老年人）

类别	项目
速度	50 米跑、25 米 ×4 往返跑、30 秒跳绳
耐力	1 000 米跑(男)、800 米跑(女)、3 000 米快走
力量	引体向上(男)、俯卧撑(男)、1 分钟仰卧起坐(女)、立定跳远、1 分钟仰卧举腿、掷实心球
灵敏	绕杆跑、十字象限跳、曲线托球跑
柔韧	坐位体前屈

注：根据性别和年龄每类选测一项。

误区解读

夏天气候炎热的时候运动，可以不做准备活动

运动前准备活动的目的是使身体从安静状态逐步进入运动状态，夏天虽然气候炎热，似乎比较少有肌肉、关节僵硬等症状，但我们的心、肺等内脏器官的功能仍处于安静状态，所以还是需要通过准备活动来进行动员。

（四）常见运动伤害处置

老张家的孩子小张刚升初三，平时特别喜爱踢足球，有时还喜欢打打羽毛球，平时免不了摔倒、拼抢、碰撞。时不时会出现膝盖疼、脚踝疼、胳膊肘疼，熬一熬就过去了，没有特别去处理。最近，小张即将面临中考体育测试，作为家长，老张挺担心孩子因为运动受伤无法在体测中获得好成绩，于是就禁止小张参加运动。这下平时精力充沛的小张一下没办法运动，如坐针毡，偷偷背着老张去踢球，父子俩关系一下子紧张起来。实际上运动医学专家认为，科学运动有助于健康。运动伤害虽然和运动有关，但是学好知识，做好措施，可以及时处理或者预防运动伤害，遇到伤害，要及时就医，避免引起不良后果。

 小课堂

1. 运动好处多，伤害要当心

运动不仅可以使你身形矫健、强筋健骨、活力四射，还能增强

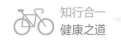

心肺功能，提升免疫力。运动是良医、良药，有着延年益寿、防病治病的作用。养成健康积极的生活方式离不开积极参加体育运动。同时，运动也是一把双刃剑，当人们以不科学的方式进行运动或者遇到意外，就会发生冲撞、扭伤、跌倒和重复性劳损等运动损伤。

但是，运动带来的益处远大于运动损伤的风险，不能因为害怕受伤而停止运动。我们可以通过了解一些最常见的运动损伤的知识，采取措施，防患于未然，降低受伤的风险。即便发生了，也要在第一时间妥善处理，及时止损，才能更快恢复，重返运动。运动损伤主要是骨骼、肌肉、肌腱、韧带和软骨的损伤。

2. 肌肉、肌腱、韧带和骨骼，要分清楚

很多人都不知道韧带、肌腱和肌肉有什么区别，实际上很简单，肢体运动就是在神经系统的支配下肌肉带动骨骼在运动，肌肉通过肌腱连接到骨骼，骨骼的动力源是肌肉，肌腱负责传导肌肉的力量带动骨骼运动。韧带则是骨骼和骨骼之间的连接结构，骨骼与骨骼连接处称为关节，关节要保持稳定才能功能正常，而韧带是维持关节稳定的重要结构。

3. 常见的八种运动伤害和处理方法

（1）拉伤：拉伤是肌肉、肌腱最常见的运动损伤。运动时，肌肉和肌腱一直在伸缩，就像一台发动机不停地工作。当肌肉、肌腱被过度拉伸，或者以错误的方式或在不恰当的时机进行伸缩，可能出现拉伤，产生疼痛。常见的肌肉拉伤包括腘绳肌（大腿后方肌肉）拉伤、腹股沟（髋前方）肌肉拉伤和股四头肌（大腿前方肌肉）拉伤。大多数拉伤并不严重，通过几天休息后自然恢复。只有少数严重拉伤需要去医院就诊。预防肌肉、肌腱拉伤的最佳方法是在进行剧烈活动之前做好热身和拉伸运动。

（2）扭伤：扭伤之于韧带，就像拉伤之于肌肉，好发于各大关节。韧带是连接骨与骨的组织。当这些韧带受到外力作用，以错误的方式转动时，它们会被拉扯或撕裂。脚踝扭伤，俗称崴脚，最为常见。紧随其后的是膝盖、手腕和肘部扭伤等。扭伤之后又肿又疼，愈合时间比拉伤要长很多。首要措施是对扭伤部位进行石膏或者支具的固定，以防止进一步受伤，使其休息得以愈合。运动前的充分热身和拉伸可以预防扭伤的出现，并且要注意身体灵活性、协调性的锻炼。初次扭伤一定要重视，经过妥善处理后，大部分韧带可以自愈，恢复之前的张力。一定要尽量避免再次扭伤，因为反复扭伤后通常会使韧带失去原有的张力，造成关节不稳定，并且更加容易再次扭伤，久而久之就会把关节内的软骨等其他重要结构弄坏，出现退化性关节炎，丧失运动能力。因此，如果您有膝盖或脚踝扭伤的病史，那么建议在运动时用支具保护关节稳定性，预防再次扭伤。此外，运动装备和场地也有讲究，例如穿正确的鞋子、避免在凹凸不平的路面行走，可以大幅降低踝关节的扭伤概率。

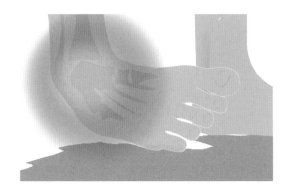

扭伤

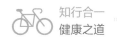

（3）膝关节损伤：膝关节结构非常复杂，功能重要，在大多数体育活动中都会承受很大的冲击和磨损，容易受损，所以在此单独列出。膝关节损伤大致分为两种情况：①反复跑跳牵拉引起伸膝装置日积月累的重复性劳损，主要表现为膝前痛，例如髌腱炎、脂肪垫炎、髌股关节疼痛综合征，软骨磨损和股四头肌腱炎。②瞬间的暴力、剪切力引起的损伤，无论是非接触伤还是接触伤，例如膝关节扭伤引起的前交叉韧带损伤，半月板损伤，跪地引起的后交叉韧带损伤，还有侧方外力引起的侧副韧带损伤。膝关节受伤后大大影响生活质量和运动功能，需要及时进行积极的康复锻炼治疗，有些损伤（交叉韧带、半月板）必须通过手术才能治好。同样，做好热身、拉伸，遵守科学安全的运动方式，以及采用适当的护具、支具保护，可以降低膝盖受伤的风险。

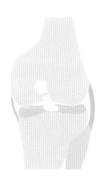

膝关节损伤

（4）骨折：冲撞、对抗性运动和不凑巧的扭伤可能会导致骨折，好发于四肢各部位。还有一些长期劳损引起的应力性骨折，非常隐匿，常见于下肢。骨折非常痛苦，需要数周的固定才能愈合，有时可能需要手术来矫正。骨折是大多数剧烈运动、高速运动和对抗性运动天然的风险，但仍然可以通过锻炼来塑造一副强壮灵活的身躯，培养良好运动技巧、运用适当的护具等来降低风险。此外，不要忍痛继续运动，疏忽大意，如果不及时治疗可能会引起肢体外观和功能的永久性障碍。

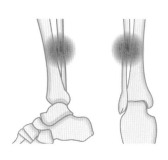

骨折

（5）网球肘：不一定要打网球才能患上"网球肘"，即便是家庭主妇烧菜做家务也会患"网球肘"。网球肘是最常见的重复性劳损，因为过度使用和重复活动导致肘部肱骨外上髁止点部的肌腱拉伤。网球肘容易反复发作，避免复发的最好方法是调整自己的运动频率和训练计划，多加休息，改变运动方式，做好热身和拉伸。定期进行运动康复锻炼和理疗也有助于症状缓解。对于一些顽固性的网球肘，可以考虑微创手术治疗。

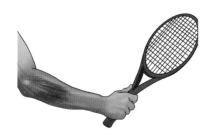

网球肘

（6）足底筋膜炎、胫骨应力综合征、跟腱肌腱病：这些疾病与下肢过度运动和缺乏足够支撑有关。足底筋膜炎是足弓中肌筋膜的炎症，每走一步都会引起剧烈疼痛。胫骨应力综合征是小腿骨与肌肉筋膜间的炎症，运动后出现小腿疼痛，这是由反复跑步、跳跃，加速、减速跑产生强烈冲击引起。跟腱肌腱病是跟腱在跑步、跳跃后受到重复性劳损后发生的肌腱病变，以肿胀疼痛为主要特征，跟腱"年久失修"，最终可能会出现跟腱断裂。这些疾病在跑步者、足球和篮球运动员等中都很常见。做好拉伸运动，适当休息，避免长时间运动以及选择一双有足够支撑的运动鞋是最好的预防措施。如果发现建议及时就医，早期治疗。

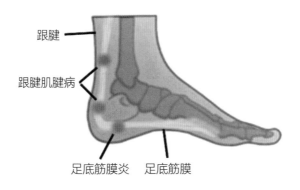

足底筋膜炎、胫骨应力综合征、跟腱肌腱病

（7）肩袖损伤：很多人认为不管什么肩痛都是"肩周炎"。实际上肩关节疾病很复杂，不能一概而论，肩袖损伤就是最常见的肩部运动损伤。肩袖是一组肌腱的统称，控制上臂的外展、旋转等多个方向的运动。反复的上肢运动（例如游泳、羽毛球）或者外伤会损伤肩袖，产生疼痛（特别是夜间痛）、僵硬、无力等症状。肩袖损伤很难自愈，会影响上肢运动功能，一旦发现要尽快就医，可以通过保守治疗缓解症状，恢复功能，必要时需要手术。

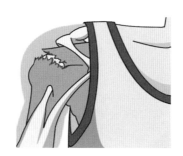

肩袖损伤

（8）腰背痛：几乎在所有的体育活动中，腰背部和脊柱都会承受一定程度的压力。随着时间的推移，这种压力堆积会在腰椎和背部肌肉中产生劳损和慢性炎症，有时会导致椎间盘损伤，出现下腰部、臀部和下肢的疼痛及麻木。有时突然的用力不当或者外力冲击也可能导致背部急性损伤。背部治疗方式因病情而异，包括休息、物理治疗、手术。降低背痛和受伤风险的最佳方法是通过定期进行低强度活动、热身，锻炼腰背肌和核心力量，保持背部肌肉强壮和灵活。

肌肉拉伤、骨折的应急处理

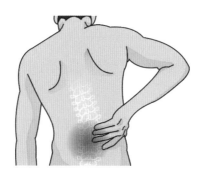

腰背痛

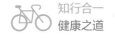
 知识扩展

1. 运动损伤第一时间处理采取国际通用的 RICE 原则，每位运动者都应该学会。

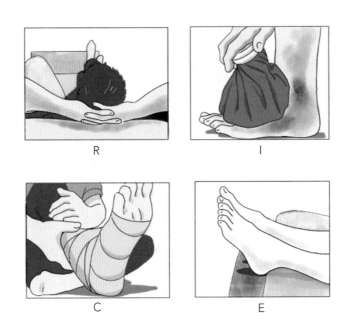

运动损伤处理 RICE 原则

　　R：是英文"rest"的缩写，意思是受伤后应立即停止运动，制动休息，防止重复损伤和加重损伤，必要时使用石膏或者支具进行固定。

　　I：是英文"ice"的缩写，意思是要马上冰敷。冰敷在运动损伤的初期非常关键。

　　最简单直接的方法是：用塑料袋装冰块并加少许水直接置于患处，一次冰敷时间 15～20 分钟，通常冰到患部有麻木感就可以停止，休息 1～2 小时再冰敷一次。值得注意的是儿童、青少年在冰敷时，应以毛巾包覆冰袋后置于患部，5分钟左右观察一下，时间控制在15~20分钟左右，以避免冻伤。

C：是英文 "compression" 的英文缩写，意思是加压包扎。冰敷过后患处要及时加压包扎，控制伤部运动，避免重复受伤动作，减少出血和渗出。也可以使用一些含气囊的支具进行加压固定。

E：是英文 "elevasion" 的英文缩写，意思是抬高患部，也是要达到减少出血和渗出的目的。

以上四个步骤是任何部位的急性损伤普遍适用的处理原则，运动损伤早期处理的正确与否直接关系着损伤治疗的速度和效果。受伤后活动患部、热敷、不采取加压包扎和不抬高患部都是错误的认识，常会使损伤加重或影响后期的治疗速度和效果。

2. 运动损伤后，什么情况下需要就医

（1）如果出现明显肿胀，肢体负重时会痛。

（2）先前受伤的部位再次受伤。

（3）进行 RICE 原则处理 2~3 天没有任何改善，或者加重。

（4）小孩骨骼比成年人脆弱，无法表达自己的症状，如果受伤不能忽视，应及时就医。

不要忽视症状，不要带伤上阵，请记住，您越早得到诊断和治疗，就会越快康复并能够再次进行运动。

 误区解读

害怕运动受伤而不去运动

这种做法是错误的。有些人会认为，运动受伤很多情况下要做

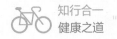

知行合一
健康之道

手术，非常可怕，干脆就别运动了吧。其实运动伤害虽然存在，但是绝大多数运动都是安全的。不能因为害怕受伤而不去运动，丧失了运动带来的益处，得不偿失。人的一生任何时间段都能从运动中获得益处，青少年生长发育需要运动来促进，老年人预防骨质疏松需要运动来帮助。寻找一种安全、有效，适合自己的运动非常重要。在运动前后做足热身、拉伸，选对正确的运动场所和装备，对预防运动损伤非常重要。如果出现运动伤害，请及时到专业的运动医学医生处就诊。

如何预防运
动损伤

（五）运动可以降压降脂

娇娇是个朝九晚五的上班族，体型微胖，性格活泼，上班最喜欢点奶茶，下班回家就躺平刷电视剧，再点个烧烤，吃饱睡一觉满足地过完一天。这样的生活持续了三年以后，有次体检娇娇忽然发现自己血脂异常了，还有脂肪肝，血压也到了临界值。摸摸自己的肚子可以拎出一个救生圈，刚刚开始工作时买的裤子都塞不进去了。三年的工作居然发生了这么大的变化，娇娇把全部的责任归结为"压力肥"，但是实际情况真的是这样吗？

 小课堂

1. **如何判断自己有没有肥胖或者高血压**

（1）肥胖的诊断标准：需要注意的是，肥胖的诊断标准有很多，体重指数（body mass index，BMI）是一个在各种大型流行病学调查研究中常用的衡量肥胖的指标，BMI = 体重（kg）/ 身高的平方（m^2）。按照中国成人居民体重判定标准，BMI < 18.5kg/m^2 为消瘦，18.5kg/m^2 ≤ BMI < 24kg/m^2 为正常，24kg/m^2 ≤ BMI < 28kg/m^2 为超重，BMI ≥ 28kg/m^2 为肥胖。

但是对于肌肉含量较高的成年人而言，单纯采用身体质量指数判断是否肥胖就存在缺陷。除了 BMI 以外，判断肥胖症还可以通过测量腰围判断。男性腰围 > 90 厘米，女性腰围 > 85 厘米，为腹型肥胖的诊断标准。BMI 和腰围反映了不同类型的脂肪蓄积程度，其中 BMI 主要反映全身脂肪含量，腰围主要反映腹部内脏脂肪堆积。内脏脂肪含量或内脏脂肪占总脂肪的比例的升高是健康危害的重要因素。

（2）高血压的诊断标准（详见"准确测量血压"）。

2. 为什么运动可以减脂降压

如果说"运动可以减肥"——大家都很容易理解，但是说起运动可降压，大家也许会有疑问：明明我运动的时候心率加快、呼吸急促、面部通红，这些分明都是血压升高的表现。何来"运动降压"一说？

其实运动过程对脂肪和血压都具有调节作用。运动过程中血压短暂升高是正常的生理现象。但是长期运动可以提升心肺功能，降低血管对去甲肾上腺素和血管内皮素的反应，提高血管舒张因子的分泌……从长远来看，这些机体的调节功能具有降低血压的作用。当我们运动起来时，脂肪细胞中的脂肪酶将分解脂滴中的甘油三酯，其中脂肪酸与血液中的白蛋白结合为身体提供能量。往往前十五分钟到半个小时糖类供能比例较多，如果持续时间延长，脂肪的供能将大大增加。

尽管有大量研究证实，运动有助于减少脂肪、降低体重、控制

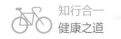
血压、减少高血压并发症。然而采取正确的运动方式需要因人而异，特别是对于已经被诊断为肥胖和高血压的患者以及合并其他疾病的患者而言，如何运动才能在安全的情况下达到降压和减肥的目的，则需要首先经过专业人士的评估，然后开具运动处方，并且在实施运动的过程中进行监督和指导才能完成。

3. 什么是运动处方

总体而言，一个完整的运动处方包含六大块内容：运动频率、运动强度、运动类型、运动时长、运动总量和进阶模式。而保证运动处方可以有效且安全需要在开具运动处方前对患者进行身体形态、运动素质、柔韧性、协调性、心肺功能、疾病状态等评估；在进行一段时间（如3周）的运动以后需要根据患者的情况调整运动方案。特别是对于患有慢性病的患者而言，在运动医学医师和运动处方师的指导下进行科学锻炼，并且在运动医学医师和疾病专科医师的多学科会诊（MDT）之下阶段性地调整药物治疗和运动处方，可以保障患者更加安全地运动，减少运动伤害和意外。

对于高血压患者，最适宜的运动是中等强度的有氧运动。中等强度是指在运动过程中能够说出完整的句子，但是无法唱歌，身体有微微出汗。适合高血压患者的有氧运动包括快走、慢跑、踏车、太极拳、健身气功等，每次30~60分钟，每周5次，需要循序渐进地进行。此外，抗阻练习也可以帮助高血压患者控制血压。其原理是通过增加肌肉量减少外周血流阻力，从而降低收缩压。因此，在抗阻训练中，要注重针对大肌群的低负荷、中等重复的训练。并且注意训练患者在做抗阻运动中不要屏气、不要做太多头朝下的动作，以及避免过度的体位变化（如仰卧起坐）导致的直立性低血压。并不是所有的高血压患者都可以马上进行运动训练。对于一个低危的高血压患者，能在药物控制下血压达到正常水平，则可以进入运动能力评估环节，即对患者的基本身体情况、运动习惯、身体柔韧性、心肺功能以及运动能力进行评估。如果是高危患者，并且属于重度高血压，需要先进行药物降压治疗，并且进行心、脑、肺、肾等器官的检查，避免病情进一步恶化。

4. 运动时需要注意什么

对于一个肥胖患者而言，在运动过程中要注意"运动时间要长""运动强度要低"和"避免运动损伤"这三点。

运动时间：当进行低至中等强度运动超过 30 分钟以后，脂肪供能逐渐增加，说明身体里面有更多的脂肪被动员、被消耗。因此，如果要减脂，运动时间以超过 60 分钟为宜，并满足一周 3～5 次。

运动强度：在运动过程中人体需要消耗能量，这些能量由糖和脂肪同时提供，在低至中等强度的运动时，脂肪功能最大，因此消耗脂肪的效率最高。而什么叫低强度和中等强度的运动呢？如果用心率储备计算的话，可以参考以下公式（成年人）：

最大心率 = 220 – 年龄

心率储备 = 最大心率 – 安静心率

靶心率 = 心率储备 × 运动强度 % + 安静心率

比如，低强度运动时的心率为心率储备的 20%～40%，中等强度运动时心率为心率储备的 40%～60%，将数值带入上述公式，就可以得到靶心率的范围，也就是运动时尽量控制的心率范围。

最后附上高血压和减脂的运动处方，大家可以参考运动处方的六个要素，在充分评估运动能力和运动目的以后，积极开展运动。

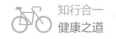
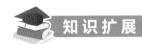 **知识扩展**

1. 高血压运动处方

高血压运动处方

要素	内容
频率（frequency）	有氧运动达到一周 5 次（WHO 推荐）
强度（intensity）	中等强度
时间（time）	30 ~ 60 分钟 / 次（WHO 推荐）
运动方式（type of sports）	有氧运动：跑步、骑自行车、太极、气功
运动总量（volume）	达到每周至少 150 分钟中等强度运动
循序渐进（progression）	循序渐进，强度逐渐增加，4 ~ 6 周后重新评估

2. 减脂运动处方

减脂运动处方

要素	内容
频率（frequency）	有氧运动达到至少每周 6 次
强度（intensity）	低或中等强度
时间（time）	至少 30 分钟，控制在 60 ~ 90 分钟为宜
运动方式（type of sports）	有氧运动：游泳、骑自行车、水中快走、跑步、传统运动项目等
运动总量（volume）	达到每周至少 360 分钟低或中等强度运动
循序渐进（progression）	循序渐进，从低强度到高强度，每 6 周重新评估

误区解读

对于大多数低强度运动而言，都要注意重复动作带来的劳损，因此选择运动种类也大有讲究。比如，提到有氧运动，跑步是大多数人的首选。只是对于体重过大的朋友，以及既往有过踝关节、髋关节和膝关节损伤的朋友而言，长时间跑步可能关节和脊柱会有劳损，反而会增加运动损伤，不建议进行长时间的跑步训练。可以用骑固定自行车、椭圆机、划船机来替代，能够增加趣味性，也可以坚持更长时间。

（六）关节损伤也能科学运动

陈阿姨退休在家，养了一条可爱的小狗，天天出去遛弯，跟邻居聊聊天，日子过得甚是开心。有一天下小雨了，小狗还是吵着要出去，陈阿姨觉得雨也比较小，就牵着小狗又出门了。楼栋外的楼梯有雨水，比较滑，她不小心滑了一跤，右踝扭了一下，顿时肿起来。陈阿姨赶紧自己打车到医院看急诊。医生拍片一看，右踝关节有撕脱骨折，需要石膏或支具固定一段时间。陈阿姨着急了，这下不能动了，只能躺在床上休息吗？

小课堂

1. 关节损伤可以科学合理地活动

在我们日常生活和运动中，有时候会发生意外的关节损伤，肩关节、肘关节、腕关节、髋关节、膝关节、踝关节等都有可能出现损伤。

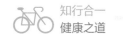
关节损伤之后，有些人一点也不敢活动，怕影响关节恢复，有些人则无所顾忌，什么动作都敢做，实际上这两种极端行为都不正确。适当的活动会加快恢复，减少后遗症，不恰当的活动会妨碍关节恢复。

不同的关节采用的方法会有所不同，在运动之前最好咨询一下医生哪些可以动、哪些暂时不能动、哪些严禁动，然后再开始运动，这样比较安全。运动前适当热身，运动后适度冷敷。运动时要循序渐进、稳步进展，不要贪多求快，过犹不及。

2. 踝关节损伤后可选用的运动

踝关节在下肢最下部，所以承重功能要求最高，而且活动度较大，受伤后尽量卧位活动比较安全，以下这些动作可以选用。

（1）足趾活动：任何舒适的体位下，做脚趾头各个方向的动作；每天2～3次，每次2～3组，每组5～10个，每个动作坚持5～10秒。

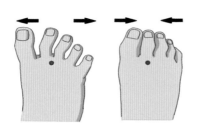
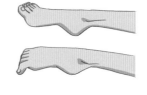

足趾活动

（2）踝跖屈、背伸：卧位或坐位，做踝关节上下摆动的动作；每天2～3次，每次2～3组，每组5～10个，每个动作坚持5～10秒。

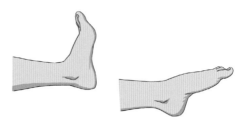

踝跖屈、背伸

（3）各个方向的直腿抬高练习：卧位，做各种卧位的直腿抬高练习；每天 2 ~ 3 次，每次 2 ~ 3 组，每组 5 ~ 10 个，每个动作坚持 5 ~ 10 秒。

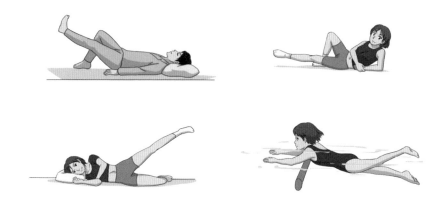

直腿抬高练习

3. 用拐杖辅助下肢活动

如果是下肢关节的损伤，根据医生的建议，可用拐杖辅助站立或少量行走，从部分负重逐渐过渡到完全负重，根据自己能忍受疼痛为度。

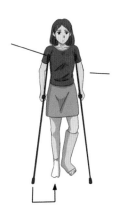

用拐杖辅助下肢活动

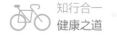

4. 注意事项

所有活动要缓慢进行，循序渐进。活动后如果有发红、发热、肿胀或疼痛，必须冷敷，不可以热敷。

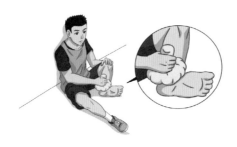

冰敷

 知识扩展

1. 肩关节损伤后可选用的运动

肩关节受伤后很容易粘连，保证安全的前提下，尽早开始小范围的活动尤其必要。可以在不痛的范围选用以下动作。

（1）耸肩、挺胸、含胸或绕肩：坐位或站立位，上肢下垂，避开疼痛位置，可以选择做耸肩或挺胸或含胸或绕肩动作；每天2～3次，每次2～3组，每组5～10个，每个动作坚持5～10秒。

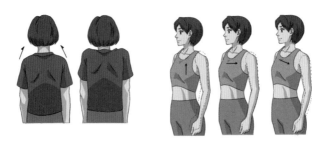

肩部运动

（2）钟摆运动：向前弯腰，健侧手扶在旁边台子上，患侧肩和手臂下垂，用身体带动胳臂晃动起来，前后向或左右向或回旋；每天2～3次，每次2～3组，每组5～10个，每个动作坚持5～10秒。

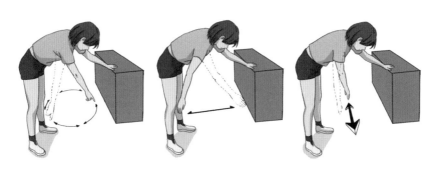

钟摆运动

（3）棍棒操：站立位，双手握持棍棒，用健侧带动患侧，做前屈上举、外展、外旋、内旋等动作；每天2～3次，每次2～3组，每组5～10个，每个动作坚持5～10秒。

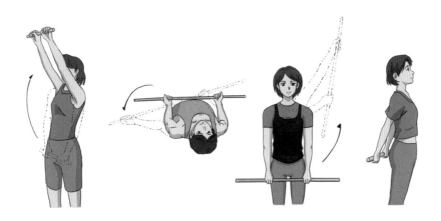

棍棒操

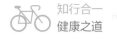
2. 肘关节损伤后可选用的运动

肘关节损伤后如果很晚才开始活动，也经常会有伸不直、弯不起来的情况，早一点开始缓慢活动，可以大幅减少关节僵硬的发生。

（1）屈伸肘关节：任何舒适的体位下，做肘关节弯曲和伸直的动作；每天 2 ~ 3 次，每次 2 ~ 3 组，每组 5 ~ 10 个，每个动作坚持 5 ~ 10 秒。

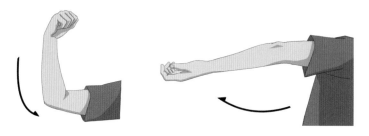

屈伸肘关节

（2）旋转前臂：适度屈曲肘关节，手握拳，做拧门把手的动作；每天 2 ~ 3 次，每次 2 ~ 3 组，每组 5 ~ 10 个，每个动作坚持 5 ~ 10 秒。

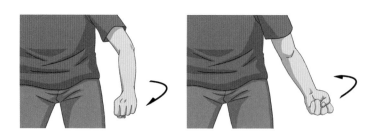

旋转前臂

（3）伸握拳：任何舒适的体位下，做手指伸开和握拳的动作；每天 2 ~ 3 次，每次 2 ~ 3 组，每组 5 ~ 10 个，每个动作坚持 5 ~ 10 秒。

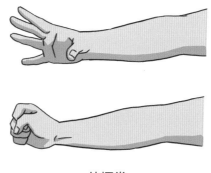

伸握拳

3. 腕关节损伤后可选用的运动

生活中很多动作都需要手腕的灵活性，否则会影响端碗、开门等基本生活动作，因此一定要注意早期开始适度的活动。以下几个常用动作比较安全。

（1）掌屈、背伸：任何舒适的体位下，做掌屈和背伸的动作；每天2～3次，每次2～3组，每组5～10个，每个动作坚持5～10秒。

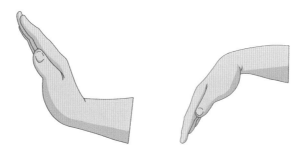

掌屈、背伸

（2）尺偏、桡偏：任何舒适的体位下，做尺偏和桡偏的动作；每天2～3次，每次2～3组，每组5～10个，每个动作坚持5～10秒。

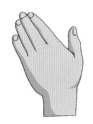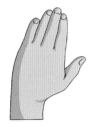

尺偏、桡偏

（3）手指动作：任何舒适的体位下，做手指的各种手势动作；每天2~3次，每次2~3组，每组5~10个，每个动作坚持5~10秒。

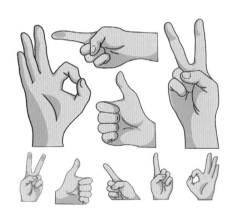

手指动作

4. 髋关节损伤后可选用的运动

髋关节属于比较大的关节，而且在下肢部分，所以承重功能要求比较高，受伤后尽量卧床活动比较安全，以下这些动作可以选用。

（1）桥式锻炼：仰卧位，屈膝屈髋，始终保持双膝分离，两膝与肩同宽，臀部肌肉收缩，缓慢抬臀，离开床面，直到躯干和双腿成一直线；每天2~3次，每次2~3组，每组5~10个，每个动作坚持5~10秒。

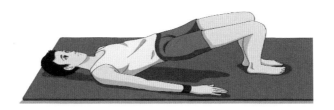

桥式锻炼

（2）内夹枕头：仰卧位，屈髋屈膝，双腿间放球 / 枕头，双腿与肩同宽，往中间挤压球 / 枕头；每天 2 ~ 3 次，每次 2 ~ 3 组，每组 5 ~ 10 个，每个动作坚持 5 ~ 10 秒。

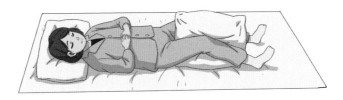

内夹枕头

（3）踝泵练习：任何舒适的体位下，做踝关节上下摆动的动作；每天 2 ~ 3 次，每次 2 ~ 3 组，每组 5 ~ 10 个，每个动作坚持 5 ~ 10 秒。

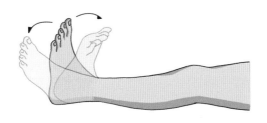

踝泵练习

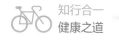

5. 膝关节损伤后可选用的运动

膝关节也属于比较大的关节，也在下肢部分，所以承重功能要求也比较高，受伤后尽量卧床活动比较安全，以下这些动作可以选用。

（1）伸直练习：坐或躺在床上，脚后跟垫高，膝关节后方腾空，放置休息；每天2~3次，每次坚持5~10分钟。

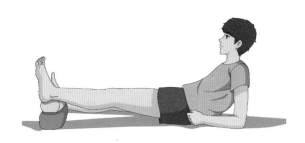

伸直练习

（2）足跟滑动：仰卧位，做脚后跟不离开床的滑动动作；每天2~3次，每次2~3组，每组5~10个，每个动作坚持5~10秒。

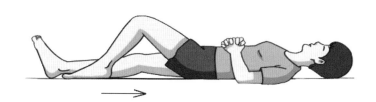

足跟滑动

（3）直腿抬高：仰卧位，腿伸直，做直腿抬高动作，抬高40°左右；每天2~3次，每次2~3组，每组5~10个，每个动作坚持5~10秒。

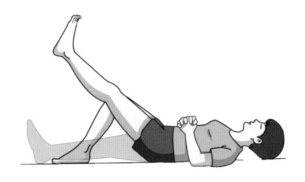

直腿抬高

 误区解读

关节损伤后适宜选择散步、走路、跑步作为恢复运动功能的方式

此说法错误。很多人一提起运动就是散步、走路、跑步之类的简便易行的模式。实际上，针对不同关节的损伤，要根据部位、功能、承重要求，作出科学合理的选择。还要根据病情的严重程度，结合伤者的具体条件、爱好等因素，设计不同的运动频率、运动强度、运动时间、运动方式、运动总量、运动进度等内容。实施过程中还要定期评估，定期调整方案，配合临床医生的医嘱，共同把运动功能及时、完美地恢复。

答案：1. B；2. A；3. ×

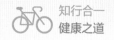
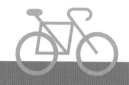

健康知识小擂台

单选题：

1. 步行健身每天的推荐步数一般是（　　）

　　A. 5 000 步　　B. 8 000 步　　C. 12 000 步　　D. 15 000 步

2. 为减控体重，我们宜选择的运动是（　　）

　　A. 长时间有氧运动

　　B. 传统运动方式

　　C. 牵拉练习

　　D. 力量练习

判断题：

3. "网球肘"只会发生于网球运动员。（　　）

适量运动
自测题

（答案见上页）

戒烟限酒

（一）烟草烟雾危害大

徐先生这几天脸上总藏不住笑，因为他最近当上外公了。然而高兴之余，却有一件事令他感到烦恼，就是徐先生女儿要求他马上戒烟，否则不允许接近他的宝贝外孙女。这可愁坏了徐先生：自己当了40多年的资深烟民，每天2～3包烟不断，这哪是他说戒就能戒的。一边是对外孙女的宠爱，一边是烟瘾的折磨，徐先生最后想了个办法，就是躲在厨房，开着抽油烟机吸烟。然而徐先生女儿发现他还是满嘴烟臭，一身烟味，依然不同意他接近外孙女，偶尔亲近抱抱也不行。

 小课堂

1. 吸烟的危害毋庸置疑

科学已明确证实，吸烟对人类健康存在严重的危害。除尼古丁外，卷烟燃烧会释放7 000多种化学物质，包括数百种有毒有害物质，其中至少70种为致癌物质。吸烟可导致多种肺部疾病，如慢性支气管炎、哮喘、慢性阻塞性肺疾病、肺癌等，同时也会增加肺炎、肺结核等呼吸系统感染疾病的患病风险。有研究显示，开始吸烟的年龄越早、吸烟量越大，患肺癌死亡的风险也越高。

烟草对心血管系统的损伤同样非常严重，可诱发冠心病。全球每100个因吸烟导致的死亡者中，约35人是因吸烟引发心血管疾

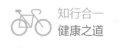

病而死亡。

与吸烟相关的疾病很多，除呼吸系统、心血管系统疾病外，还有消化性溃疡、癌症（鼻、口腔、咽喉、食管、胃、肝、肾、膀胱、子宫颈等部位的癌症）、白内障、牙周病、勃起功能障碍等。实际上，吸烟可损害人体几乎所有器官和系统。与不吸烟者相比，吸烟者的平均寿命要短 10 年。

2. 自己不吸烟就可以了吗

当然不，因为还有二手烟和三手烟。

烟草燃烧产生的烟雾和吸烟者呼出的烟雾，两者混合形成了二手烟，其危害绝不亚于吸烟者吸入自己体内的一手烟，很多化合物在二手烟中的浓度比一手烟还要高，如二手烟中的一氧化碳、焦油、尼古丁等物质都是一手烟中的 3 ~ 5 倍。如果周围有人吸烟，就导致附近不吸烟的人暴露于二手烟中，久而久之也同样会增加非吸烟者患病的风险，如：增加肺癌的患病概率，引发儿童哮喘病、肺炎，导致冠心病、不孕不育，增加糖尿病的易感性等。因此，现在越来越多的省市出台无烟环境法规、规章等，规定室内全面禁烟，目的就是最大限度地保护公众远离二手烟健康危害。

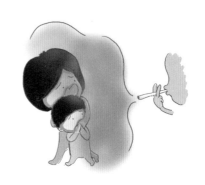

远离二手烟

此外，我们还要警惕另一种"烟"——三手烟。三手烟是指吸烟过程中，烟草烟雾颗粒会附着在环境中的衣服、墙壁、地毯、家具，甚至头发和皮肤等表面。值得注意的是，三手烟可长期存在于室内环境中，导致人体健康持续受到威胁，尤其是对婴幼儿。婴幼儿体重相对较低，免疫系统发育尚不完善，且行为习惯更易接触到三手烟（除了呼吸道吸入，还可通过皮肤接触和手口途径进入体内），因此三手烟对婴幼儿的危害更加不容小觑。

 知识扩展

1. **杜绝二手烟危害的唯一办法，就是室内全面禁烟**

鉴于二手烟对非吸烟者的健康危害，室内全面禁烟（包括电子烟）才能够有效保护公众的健康。WHO 指出，二手烟暴露并没有所谓的"安全水平"，只要暴露于二手烟环境，就会对人体造成健康风险，即使设立室内吸烟室、设置排风设备或空气净化装置也无法完全避免非吸烟者吸入二手烟。因此室内全面禁烟是避免二手烟危害的唯一有效方法。

2. **警惕室外"游烟"的威胁**

此外，不少吸烟者会在室外区域边走（或骑车等）边吸烟，即"吸游烟"（"游烟"的本质就是二手烟）。"吸游烟"行为多见于马路人行道，地铁站、火车站出入口，商场、写字楼出入口，公园，绿地等场所，这对周围的非吸烟者同样会造成健康危害，因此"吸游烟"作为"行走的空气污染源"也逐渐受到公众的关注。人有吸烟的自由，但没有自由吸烟的权利。吸烟者应当尊重他人的健康权益，自觉到室外吸烟点或远离人群处吸烟，避免他人被动吸烟。

"游烟"的二三事

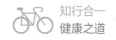

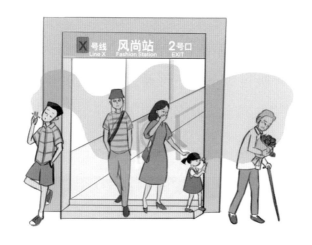

非吸烟者受到"游烟"的健康威胁

误区解读

使用电子烟就不会有健康风险

此说法错误。

电子烟广告中宣传"无毒无害""没有二手烟影响""健康安全",但事实果真如此吗?

电子烟通常是由烟具和烟液组成的电子装置,以加热的方式将烟液转化为气溶胶供使用者吸入,烟液主要由丙二醇、甘油等有机溶剂,尼古丁、香味物质(食用香精)及添加剂等组成。

电子烟生成的气溶胶通常含有乙二醇、醛类、挥发性有机化合物、多环芳烃、烟草特有亚硝胺、金属、硅酸盐颗粒和其他元素,其中许多成分是已知的、有害健康的毒性物质,甚至是致癌物质。因此,长期使用电子烟会增加罹患慢性阻塞性肺疾病、肺癌和心血管疾病等的风险。此外,目前已知加入电子烟烟液中的调味剂有

15 000 多种，加热和吸入这些调味剂对健康有何影响尚无深入研究。

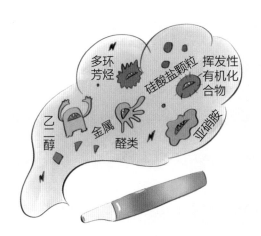

电子烟气溶胶中含有毒有害物质

（二）科学戒烟有方法

小王从事销售工作，平日不免需要和客户、同事"烟酒往来"。在今年的公司体检中发现小王有肺小结节，体检医生建议他定期随访，并要求他尽快戒烟。这也引起了小王的重视，并决定戒烟。然而尝试不到 1 周时间，小王感到戒烟后反而咳痰加剧，精神不振，甚至更易因生活琐事而发脾气。最后小王"败下阵来"，忍不住点燃了手中的那支烟，从而复吸。

 小课堂

1. **戒烟难，难道只是意志力不够**

烟草中的尼古丁是一种强成瘾性物质，WHO 将烟草依赖定义为

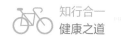
一种慢性成瘾性疾病，并归入国际疾病分类。因此吸烟成瘾是一种慢性病，且容易反复。这也就能够理解为何烟瘾难以戒除且容易产生复吸等情形。吸烟者仅凭意志力戒烟（干戒）的成功率只有3%左右。因此戒烟应该像对待其他慢性病（如高血压、糖尿病）一样，需要科学、专业的指导和帮助，采取心理、行为、药物等个性化干预措施。

2. 如何科学戒烟

对于有戒烟需求的烟民，可向戒烟门诊、戒烟热线等专业机构求助，此外还有中医戒烟、线上移动戒烟（手机软件、小程序）等渠道，可以从这些渠道获得科学的戒烟指导和帮助。

戒烟门诊医生会根据每位烟民的个体情况予以评估，了解烟民的烟草依赖程度，有针对性地提供戒烟干预。对于烟草依赖程度较高的吸烟者，医生视情况开具戒烟药物以帮助烟民减缓因尼古丁戒断而导致的不适症状，从而更有效地帮助戒烟。

戒烟热线既能为戒烟者提供戒烟门诊、戒烟药物等相关信息的咨询服务，也能直接开展戒烟指导帮助。戒烟热线会根据来电者的吸烟年龄、吸烟量、戒烟意愿等情况，综合评估后给予一对一的个性化指导和帮助，在戒烟全程中，通过电话和短信进行戒烟干预和跟踪随访。

烟瘾是一种病，戒烟是一种治疗

此外，烟民还可以通过中医耳穴、针刺、方剂等传统医学方法来辅助戒烟。随着新媒体技术的发展，由专业机构开发的线上移动戒烟工具，如微信戒烟打卡、戒烟小程序等，也是非常便利的戒烟辅助手段。

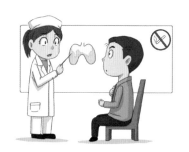

戒烟门诊

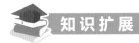 知识扩展

1. 医生会使用哪些办法帮助烟民戒烟

戒烟门诊医生根据吸烟者不同程度的烟瘾，视具体情况采取尼古丁替代疗法（尼古丁咀嚼胶、尼古丁吸入剂、尼古丁口含片、尼古丁鼻喷剂和尼古丁贴剂）或非尼古丁类戒烟药（酒石酸伐尼克兰片和盐酸安非他酮）等帮助吸烟者戒烟。

尼古丁替代疗法是指以非烟草的形式，从尼古丁替代品中获取尼古丁，以缓解戒断症状，减轻吸烟欲望。一旦达到戒烟的目的应逐步停止使用。

伐尼克兰不含尼古丁，其具有双重作用机制，是尼古丁受体的拮抗剂，能够占据脑内尼古丁的作用位点，使吸入的尼古丁无法发挥作用。此外，还能刺激受体释放多巴胺，缓解戒断反应，让戒烟不再痛苦。

安非他酮也不含尼古丁，亦具有较强的尼古丁依赖抑制作用。可能的机制为通过作用于中枢神经系统成瘾通路来减少患者对烟草的渴望和患者的戒断症状。

2. 如何获取戒烟服务信息

可以搜索微信小程序"中国戒烟平台"，以寻求专业的戒烟帮助和指导。

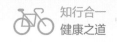
 误区解读

电子烟是"戒烟神器"

此说法错误。目前市场上绝大多数电子烟烟液中含有传统烟草中的成瘾性成分——尼古丁。此外，不同品牌电子烟烟液中尼古丁含量差别较大，央视"3·15"晚会曾曝光电子烟存在尼古丁含量虚标，甚至超标等问题。加之个人使用电子烟的量没有限制约束，这就导致使用电子烟存在尼古丁摄入过量的安全风险。而过量摄入尼古丁会引起恶心、呕吐、呼吸困难，甚至昏厥和危及生命。WHO 也明确不建议将电子烟作为戒烟工具，其戒烟成效尚不明确。在这种情况下，电子烟不能作为"戒烟神器"。

（三）少饮酒和不酗酒

大学生小李和室友出去下馆子，几个小伙子点了一桌菜。突然室友 A 提议大家喝酒，其他人都表示同意，小李说道："我酒量不好，一喝酒就脸红，我就不喝了。"室友 B 赶紧把一瓶啤酒放在小李面前，拍拍他肩膀说："可以啊，喝酒脸红说明你解酒能力强，多喝点酒量就练出来了，这瓶先干了！"其他几位室友同时也在一旁怂恿，甚至有人已经替小李开了酒瓶倒上了。小李无奈，只好把第一杯啤酒给灌下肚，室友们看了连声叫好……

小课堂

1. 酒精摄入有限度

无论饮哪一种酒，都要注意酒精摄入量。《中国居民膳食指南（2022）》建议：儿童青少年、孕妇、乳母以及慢性病患者不应饮酒。成年人如饮酒，一天饮用的酒精量不超过 15 克。

2. 饮酒危害大

人类饮酒的历史已有数千年，酒是社交场合消费最普遍的饮料之一。酒精的过度消费带来了严重的社会负担和经济负担，更是导致肝硬化、肝癌和肝功能衰竭的常见原因。WHO 发布的《2018 年酒精与健康全球状况报告》中指出：全球范围内的饮酒相关死亡者每年超过 300 万人，在所有因肝硬化死亡的患者中，约 48% 由酒精性肝病所致。

此外，酒精与 25.8% 的伤害死亡、33.4% 的糖尿病和心血管疾病死亡、12.5% 的癌症死亡相关；饮酒是导致大脑海马体萎缩和痴呆的一个重要原因；长期饮酒至少是 8 种肿瘤的高危因素，包括口腔癌、食管癌、鼻咽癌、喉癌、胃癌、肝癌、大肠癌和女性乳腺癌，国际癌症研究机构已将酒精归为一类致癌物。

 知识扩展

1. 酒精摄入量计算

酒精摄入量（克）= 饮酒量（毫升）× 酒精浓度（%）× 酒精密度（0.8 克 / 毫升）。

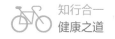
酒精摄入量与饮酒量的对应估算

酒的种类	酒精摄入量（15 克酒精）
啤酒	450 毫升
葡萄酒	150 毫升
38% 酒精度白酒	50 毫升
50% 酒精度白酒	40 毫升

2. 饮酒"避害"小技巧

建议最好是滴酒不沾，但一些人无法做到完全不饮酒，此时需要通过一些小技巧来减少酒精的伤害。比如：忌空腹饮酒、快速饮酒、每天多次饮酒、饮烈性酒；避免不同类型的酒混饮；女性、肥胖者和肝病患者要谨慎饮酒。

因饮酒会影响多种药物在肝脏中的代谢，所以在服用药物期间及结束后一周内，应避免饮酒。

 误区解读

只要控制饮酒量，就不会有健康危害

此说法错误。即使把酒精摄入量控制在建议的范围，也不代表适量饮酒就没有健康风险。2018 年，权威医学期刊《柳叶刀》明确指出：无论什么程度、什么形式的饮酒都有害无益，饮酒的安全剂量只有 0，即使少量饮酒也会对个体健康造成不利影响。比如：酒精含有较高热量，易导致肥胖；长期饮酒会引起不同程度的脑萎缩，导致认知障碍，表现为记忆力、注意力下降；饮酒还与糖尿病、癌症等多种疾病的发病相关。此外，对于慢性肝病患者，即使是少量饮酒，也容易加剧肝脏损害，增加肝硬化或肝癌的发生风险。

（四）醉酒更是伤身体

小李和室友们聚餐，不胜酒力的小李一瓶啤酒下肚，已经满面通红，眼神迷离，表现出昏昏欲睡的模样。室友 A 说："他喝酒的确不行，别给他喝了。"室友 B 不依，摇了摇小李问道："你怎么样，再来一瓶没问题吧？"小李见状忙摆手拒绝，表示自己已经醉了。室友 B 说："哈哈，你们看，这小子清醒着呢，他还知道我们问他话，说明没醉。来，继续走着！"大家哈哈大笑，继续互相敬起酒来……

 小课堂

1. 醉酒有因

酒精，即乙醇，进入人体后，体内有两种酶参与代谢，分别是乙醇脱氢酶和乙醛脱氢酶，这两种酶主要分布在肝脏。人饮酒后，乙醇经胃肠道被吸收，绝大部分通过血液进入肝脏。在肝内，90%的乙醇首先被乙醇脱氢酶分解成乙醛，再被乙醛脱氢酶转化成乙酸，随后被分解为二氧化碳和水。当饮酒速度过快、饮酒量过大时，上述两种酶来不及分解代谢乙醇，就会导致血液中乙醇和乙醛浓度超标，从而出现一系列所谓的"醉酒反应"。而一次性饮酒过多，就可能引起酒精中毒。

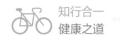
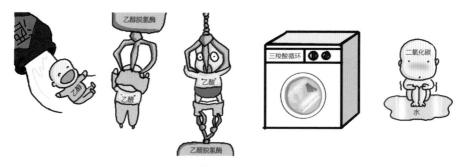

酒精的代谢过程

2. 认识酒精中毒

酒精中毒是指一次大量或长期饮酒导致的精神或神经系统损害。患者主要表现为行为和意识异常，严重者可引起多系统损害，甚至危及生命。按照发病速度可分为急性酒精中毒和慢性酒精中毒。

（1）急性酒精中毒：也称为急性乙醇中毒，指由于短时间摄入大量酒精或含酒精饮料后，出现的中枢神经系统功能紊乱状态。患者多表现为行为和意识异常，严重者损伤脏器功能，导致呼吸循环衰竭，进而危及生命。轻度急性酒精中毒表现为语无伦次、肢体不协调、嗜睡，但是能被唤醒。中度急性酒精中毒表现为昏睡、意识不清、躁狂伴有攻击行为，甚至有幻觉或惊厥发作。重度急性酒精中毒患者多处于昏迷状态，伴有面色苍白、皮肤湿冷、口唇微紫、心搏加快、脉搏细弱等表现。

（2）慢性酒精中毒：又称为酒精依赖症或酒精成瘾，指长期大量饮酒造成的各器官损害，临床表现以中枢及周围神经系统障碍为主，可伴有心血管及消化系统症状，严重者可导致昏迷甚至死亡。慢性酒精中毒患者主要表现出对酒的极度渴求，常常需要过量饮酒。若不能饮酒，则会出现手抖、恶心、出汗，继而表现出焦虑、乏力。慢性酒精中毒还会导致慢性酒精中毒性脑病，主要表现为精神或意识障碍、注意力不集中、反应迟钝、计算困难、幻觉、妄想、躁动或抑郁等。

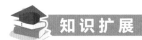 知识扩展 /////

酒精中毒的应对措施

（1）催吐：对于轻度酒精中毒者，可以通过催吐减少胃对酒精的吸收以及酒精对胃黏膜的刺激。可以用手指按压舌根部，以促使呕吐。但对昏迷者禁止采用这种方法，以免呕吐物误吸入气道，引起窒息。

（2）注意防止窒息：若因饮酒过量而陷于意识不清或昏迷时，应重点预防呕吐物被误吸入呼吸道而导致窒息。如果醉酒者已神志不清或昏迷，应避免仰卧，可以将其侧卧，头偏向一侧，让呕吐物从口腔中流出。

（3）防止摔伤：醉酒后，人失去自我保护能力，易发生跌倒、摔落造成损伤，包括肢体损伤，甚至颅内出血等致命伤。因此，要注意对醉酒者进行保护，防止其从楼梯、床上摔落。

（4）对于酒精中毒者，要及时送往医院进行检查和治疗。

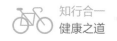
误区解读

有些人喝酒容易脸红，说明酒量好，不容易喝醉

此说法错误。人体内乙醇脱氢酶含量差异较小，而乙醛脱氢酶则存在种族和个体差异，黄种人乙醛脱氢酶缺乏较常见。乙醛脱氢酶缺乏者少量饮酒就会导致乙醛蓄积，从而出现头痛、脸红等醉酒表现。所以喝酒脸红的人反而存在更高的酒精中毒风险，所谓的"喝酒易脸红说明酒量好"完全是无稽之谈。

答案：1. D；2. C；3. √

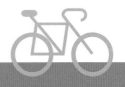

健康知识小擂台

单选题：

1. 最有效避免"二手烟"健康危害的措施是（ ）

   A. 勤通风和清洁环境　　B. 增加排风设备

   C. 使用空气净化器　　　D. 室内全面禁烟

2. 以下对于饮酒的说法正确的是（ ）

   A. 只要不过量饮酒，就不会有健康危害

   B. 饮用药酒有益于健康

   C. 最佳饮酒量为 0，最好能做到滴酒不沾

   D. 如果感到不胜酒力，可以尝试换其他种类酒来饮用

判断题：

3. 饮酒过快、饮酒过量，都可能导致血液中乙醇和乙醛浓度超标，从而出现"醉酒反应"。（ ）

戒烟限酒
自测题

（答案见上页）

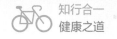

心理健康

（一）心理健康标准

陈女士，35 岁，企业白领。在单位同事的眼中，陈女士是一位"女强人"。自己的业务做得很棒，同事有困难求助她时，都能"药到病除"；不仅如此，她还是大家的"开心果""知心大姐姐"。可是，大家都不知道，回到家中，"知心大姐姐"总是觉得不快乐，提不起劲儿，甚至经常会质疑"人到底为什么活着？"。有一天，陈女士看到一则新闻，讲述的是现代人的心理健康。"那么我的心理到底健康吗？"带着疑惑，她走进了心理咨询和治疗中心。

 小课堂

1. 什么是心理健康

随着生活条件的改善，当人们不再因衣食住行而发愁时，对精神上的满足、心理上的照拂便越来越重视。WHO 早在 1948 年就指出：健康不仅是没有病和不虚弱，而且是身体、心理、社会功能三方面的良好状态。没有心理健康，也就没有健康。

心理健康也不仅仅指没有心理疾病，它是个体能够恰当地评价自己、应对日常生活中的压力、有效率地工作和学习、对家庭和社会有所贡献的一种良好心理状态。其主要特征有：智力正常，情绪稳定、心情愉快，能客观评价自己和周围环境，思维与行为协调统一，人际关系融洽，社会适应能力良好等。

2. 心理健康的评判标准

心理健康与否的评判标准迄今并未统一，通常采用病理、统计和社会文化三种衡量方式，即大脑有无损害或功能失调，是否与大多数人一样，以及是否与社会文化环境相协调。现行的精神障碍诊断标准，就是结合这三种维度制定的。评估我们自身的心理健康水平，可以参考以下十个方面。

（1）充分的安全感：安全感需要多层次的环境条件，如社会环境、自然环境、工作环境、家庭环境等，其中家庭环境对安全感的影响最为重要。安全感充分的人往往表现更自信、更阳光、遇事更沉着冷静。

（2）充分了解自己，并对自己的能力作适当的评估：你了解自己吗？你的性格是怎样的？你的生活能力、工作能力是怎样的？你的家庭氛围和社会资源是怎样的？一件事摆在面前你能正确评价出自己是否能完成或者能完成多少？对自己能力的适当评估是立足于社会的基础之一。

（3）生活目标切合实际：大部分的人都有自己的生活目标，这与小时候的梦想有所差异。目标的存在是基于自身能力和未来憧憬相结合。而切合实际的生活目标才能更好地指引生活的方向，反之不切实际的生活目标不但无法达成并且可能让你在努力的道路上因碰壁而受挫，从而丧失信心。

（4）与现实环境保持接触：逃避不是解决问题的好方法，反而令困难和问题复杂化，也增加心理的压力。拥有健康心理的人更善于直面问题、解决问题，而不是躲避在虚幻世界里，与现实的环境隔绝。

（5）能保持人格的完整与和谐：你是否是一个较容易受到别人情绪或行为影响的人？你是否容易在恋爱里丧失自我？是否你总在矛盾纠结之中？是否别人说你是不行的你就真的觉得自己什么都做不好？保持人格的完整与和谐才能让你在生活中的各个角色都生动，这一点至关重要。

（6）具有从经验中学习的能力："吃一堑，长一智"，经历过的每件事都是人生中宝贵的财富，心理健康的人往往更善于总结经验教训并能从中学会新的知识，这些经验包括亲身经历的也包括他人经历的，比如从读过的书中、看过的影视作品中获得相应经验。

（7）能保持良好的人际关系：每个人的生命都是独一无二的，而每个人都有独属于他的交际圈，身处中心，像一张无形的网，让彼此联系和交流。良好的人际关系会让你更自在、更舒适、更自信，困难时候可以寻求资源帮助，开心时可以找到人分享。

（8）适度的情绪表达与控制：情绪表达与控制是一生的必修课，重点在于适度。不会表达情绪的人会陷入情绪的泥淖中，愤怒不得以宣泄可能变成委屈，喜悦没办法分享可能会变成忧伤，而情绪的控制更是在人际交往中不可或缺的一项技能，情绪稳定的人更受到大众欢迎。

（9）在不违背社会规范的条件下，恰当满足个人的基本需要：美味的食品、美丽的衣物、优质的伴侣、舒适的住宿，对美好事物的追求本身是生活动力最重要的源泉，恰当满足基本需要无疑会增强生活的乐趣，当然也要牢记社会规范的制约。

（10）在集体要求的前提下，较好地发挥自己的个性：好看的皮囊千篇一律，有趣的灵魂万里挑一。每个人都是独一无二的，不同的生长环境、家庭教育背景以及所经历的一切事物、结识的一切人物都是不同的，这也是创造出形形色色独特个性的原因。明确自己的个性，并将其在适当的场合、适当的时机发挥出来，是心理健康的又一重要体现。

心理健康的人并非没有痛苦和烦恼，而是他们能适时地从痛苦和烦恼中解脱出来，积极地寻求改变不利现状的新途径，善待自己，接纳他人，适应环境，情绪正常，人格和谐。

 误区解读

心理不健康就是得了精神病

当然不是。大家不妨对照心理健康定义和心理健康标准再回答这个问题。我们需要知道的是，对于大多数人，通常情况下我们的心理状态能够符合心理健康的各项标准。但是，当生活或工作中偶发难以应对的压力，并且我们似乎没有有效应对这种压力的方式时，心理状态会急转直下，这时再去对照心理健康的标准，似乎会发现——"我的心理不健康了"。这里我们需要明确的是，我感到"我的心理不健康了"更多的是由某种压力引起，当这种压力得到纾解，所遇到的问题迎刃而解后，再去对照心理健康的各项标准，我们似乎发现自己的心理状态又会回到原本心理健康的正常水平上了。

所以，如果是由于当生活或工作中偶发的难以应对的压力所导致的心理状态偏离了心理健康标准，这似乎很难与精神类疾病画等号。当然，如果长期处于高压状态，而当事者所面临的困难迟迟得不到解决，压力长期无法纾解，会有一种耗竭感伴随着当事者，这种感受的

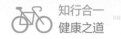

不断强化最终可能会引发精神类疾病。因此，当感觉到所面临的压力性事件是自己无法独立解决的，不妨尝试寻求专业人士的帮助。

此精神病非彼"精神病"。 广大普通群众并非对精神障碍一无所知，但通常会把医学上精神分裂症等重性精神障碍称为"精神病"。从专业角度来讲，这存在一定偏差。而实际上，医学上所讲的"精神病"是指精神障碍，其疾病范围涵盖相当广泛，包括抑郁障碍、焦虑障碍、睡眠障碍等多种常见疾病，当然也包含精神分裂症。

（二）保持和增进心理健康

来到心理咨询和治疗中心后，陈女士和咨询师讲述了自己的情况。陈女士是家中的大女儿，从小学习成绩优秀，大学毕业后，她留在上海工作。在她的心中"一定要出人头地"这个信念非常坚定。为了这个目标，陈女士一直很努力。她每天都会加班，放弃休息时间给自己"充电"。单位里，她始终要保持优雅的形象和超强的能力，但一个人独处时，"寂寞"和"无力感"就会席卷而来。

"每个人都是自己健康的第一责任人"。咨询师告诉陈女士，心理健康和身体健康同样重要，需要关注和呵护。

 小课堂

如何保持和增进心理健康

增进心理健康对人的全面健康具有重要作用。我们可以从以下几个方面来保持和增进心理健康，提高生活质量与水平。

（1）适度网上娱乐，不做"低头族"：随着互联网时代的到来，人们花在手机、电脑等电子产品上的时间明显增加。如今，我们常常把无论何时何地都作"低头看屏幕"状，想通过盯住屏幕的方式，把零碎的时间填满的人称为"低头族"。一方面，生活节奏的加快让大家习惯于用碎片化的时间，通过电子产品便捷地获取资讯；另一方面，当前许多人的精神文化生活贫乏，于是网络成为参与娱乐、排遣内心孤单的"强大通道"。而当人们过度沉溺于网络时，将与现实的生活渐行渐远，社会能力也会逐渐减退。

因此，我们需要行之有度，也就是管控好自己每天使用网络的时长和频率，多留些时间给其他事物，例如多开展与他人的自然交往、多参加体育锻炼、多读点书等。朋友们，请经常看看窗外的景色，感受这个真实而美好的世界吧。

（2）保持学习状态，不断自我成长：我们正处于一个高速发展的时代。每天，我们身边的人、事、物可以说是"瞬息万变"。要让自己的心理、身体保持与社会的链接和同步，学习无疑是最有效的途径。

我们可以通过以下方式来保持学习和探索的状态，实现自我的不断成长。

1）保持阅读的习惯：每天静下心来阅读，不仅可以学到新知识，还可以让大脑养成深度思考的习惯，变得更加专注。

2）走出舒适圈，战胜恐惧：尝试一些新领域吧。对新事物的认知和经历可以带来持续的动能和进步，并逐步克服对未知的恐惧。

3）提升自我的技能：想要取得更斐然的成绩，请保持学习并努力提升自己的技能。不要小看技能的培养，有时学会一门新的语言、

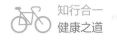
一套小程序、一种独特的思考方式，就能让你在人群中脱颖而出。

4）直面自己的缺点，并积极改变：每个人都有缺点，而有些缺点如果继续听之任之，就会对我们的发展造成巨大的阻碍。直面和改正缺点不仅是能力的体现，也是我们的人格逐步走向完善的过程。

5）培养一个新的习惯或兴趣爱好：心理学家认为，当人们做自己喜欢的事情时，会高度沉浸于过程中，此时内心会产生强大的能量，就是"心流"，让人感到幸福。这将有助于人们放松情绪，增加心理活力。

（3）经常调节心态，维系良好情绪：大家一定有这样的体验，日常生活中，大多数心理问题都与情绪有关。因此，学会管理自己的情绪，合理调节自己的心态，有助于打造更幸福的人生。

我们可以从以下几个方面来维系良好的情绪。

1）保持积极的心态：日常生活中，多以积极、乐观、正面的态度去思考问题，将有助于我们保持良好和平稳的情绪。认可真实的自己，发现自己身上的优点，竭力欣赏这些优点，满足于做真实的自己。列出你欣赏自己的三个方面，例如：我很善良，我很会做饭，我爱我的家人等。回忆与这些方面相关让你非常满意的经历，这会让你保持积极心态。

2）正确认识自己：如果人们能对自我有一个全面、正确的认识和评价，就能取长补短，从而改变和完善自己，而非人云亦云，以他人的标准来要求自己。请尝试做下面的三件事：①自言自语。像与别人交流一样和自己说话——想象一下，对于挣扎在焦虑之中的其他人，你会跟他说什么？②同情自己。给予自己帮助、关心和宽容。③拥有自信。相信自己有能力实现目标、克服焦虑，过上自己想要的生活。

3）做好"开源"，合理宣泄情绪：情绪需要疏通而非堵塞。你可以选择喜欢的方式，看书、绘画、听音乐、跑步、跳舞、聊天等都是合理宣泄情绪的方法。不管是什么样的方式，只要你喜欢并能坚持下来就行。所以，有人说"最好的养生方式是让情绪自然流淌"。

4）学会感恩，珍惜拥有：对人生、对大自然的一切美好的事物，我们要心存感激。用宽容的心态去体验生活，人生就会显得美好许多。学会感恩的人，才会学会给予和包容，才更懂得珍惜。

（4）拥有优质睡眠，拒绝熬夜透支：睡眠是人的基本生命活动。在人的一生中，约有 1/3 的时间是在睡眠中度过的。熬夜会打乱生物钟，破坏睡眠节律，造成人体抵抗力下降、内分泌失调、注意力不集中、视力不佳、情绪差等问题，对我们的身心均造成不利影响。

为了拥有优质睡眠，可以尝试以下几种方法。

1）调整作息：作息不规律容易导致入睡困难、早醒等问题。所以，请妥善安排自己的作息，做到定时睡觉，定时起床。

2）适量运动：体育锻炼有助于提高睡眠质量，使人更容易入睡，睡得更香，但睡前 2 小时内不要做剧烈运动，以免影响睡眠。

3）上床睡觉前要保持内心安宁，切忌躺在床上想心事。可以打造让自己能放松的睡眠环境，也可以通过睡前冥想来调节身心状态，促进睡眠。

4）入睡困难时，可有意识地想象能使自己感觉舒适、温馨的美好场景。全身放松，让呼吸缓缓加深。

5）限制午睡时间，以不超过 30 分钟为宜。若午睡时间过长，不仅会在醒来后出现头晕等症状，还会影响夜间休息，扰乱生物钟。

6）睡前不宜吃得过饱，也不宜过量饮水。睡前吃得太饱会让原本打算"休息"的胃肠道又开始"工作"，影响睡眠质量。对老年朋友来讲，睡前不宜过量饮水，以免反复上厕所，导致睡眠中断。

（5）坚持体育运动，优化生活习惯：科学合理的运动不仅是保持良好身体素质的重要方式，同时也会让人充满力量，变得更乐观。抽时间做一些体育活动可以让人由内而外地形成健康的身心状态。如果有他人的支持，坚持锻炼会容易一些。因此，不妨去健身房结识一些志同道合的新伙伴，一起运动吧。

运动对于心理健康的好处如下。

1）运动可以促进身体健康。身体是革命的本钱，身体健康是心理发展重要的基础条件。

2）运动有利于改善情绪。运动有助于缓解紧张情绪、排遣压力。运动时，大脑会产生较多的多巴胺、5- 羟色胺等神经递质，为提升情绪提供生理基础条件，保持健康的情绪状态。

3）运动可以提高自我效能感。经常运动的人往往更加积极、专注和自信，同时对自我能力的评价更高，即心理效能感高。

4）运动可以快速缓解压力。运动可以有效缓解我们的消极情绪，尤其是有氧运动，可以加快血液循环，增加大脑供氧量，促进内啡肽和血清素的分泌。

5）运动有利于提升人际关系。长期坚持规律运动的人，自我评价更积极，在人际交往中也会更加开放和热情。其中，集体运动能很好地增进人际互动，改善人际关系。

总之，我们可以从生活中的各个方面来保持和增进自身的心理健康。良好的生活习惯和身体健康是基础和前提，心理的发展和提升也同样关键。同时，学习知识只是第一步，在生活中的实践更为重要。

 误区解读

只要把坏情绪隐藏得够深，我就是健康的

在普通大众的传统认知观念中，"喜怒不形于色"是指一个人沉着而有涵养的品质之一。正因为这样，会有许多人自然而然地认为——所有的坏情绪都应当被"藏起来"，这样我才是一个厉害的人，这种观点显然是不正确的。从心理学角度讲，长期没有恰当处理负面情绪是不利于心理健康的，因为在应对这些负面情绪上我们并没有学到一些经验和技巧，当负面情绪再次袭来时，我们仍然无从下手。此外，持续的心情低落会减弱人的精力和体力，甚至还会降低人的自控能力。当然负面情绪并非洪水猛兽，我们产生一定的负面情绪是十分正常的。当我们遇到平时没有出现的情绪状态时，不要恐惧或抑制它，不要有过度的心理负担，接纳这种情绪的存在远比把它藏起来更有助于我们健康的生活。情绪是一个人的"底层操作系统"。我们要善于了解并管理情绪，这样才能不被情绪所控，可以更有效地处理自己的情绪，做自己情绪的主人。

因此，在面对负面情绪时，我们要做的是识别和接纳这种情绪，然后将负面情绪转换为积极的正面表达。遇事急躁易怒或者不处理可能会把本来比较简单的事情复杂化。在处理人与事的矛盾时，宜多倾听、多思考、多沟通、多换位思考。

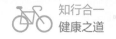

（三）常见心理问题

陈女士觉得咨询师讲得非常有道理。但是，作为普通人，尤其是职场人，陈女士希望了解自己有可能遇到哪些心理问题；当人们面对这些问题的时候，可以用什么方法帮助自己，而且当问题比较严重的时候，又该怎么办呢？咨询师耐心地给陈女士介绍了人们常见的心理问题、自我调节的方式和方法，以及可寻求的支持和帮助。

 小课堂 ●●●●●●●●●●●●●●●●●

1. 现代人难以识别心理问题

有人说，每个人脸上戴着无数的面具，在孩子面前我们戴着父母的面具，在父母面前我们戴着子女的面具，在上司面前我们戴着下属的面具，在下属面前我们戴着领导的面具……人们习惯每天随时随地快速更换这些面具。然而，有一天，当突然被问道："你自己的脸呢？"我们却无言以对，因为本来应该最熟悉的五官竟然记不清了。而记不清自己的脸的我们，每天都在小心翼翼地活着。

2. 常见的心理问题有哪些

近年来，各种心理问题日益凸显。无论是成年人还是青少年，无论在工作岗位还是家庭环境中，人们都觉得自己的心理压力在增加。由此引发出各类心理问题，需要引起高度重视。这里罗列常见的六大心理问题。

（1）情绪问题：随着社会运转速度的加快，焦虑、抑郁等负性情绪问题已经成为一种极具特征的"现代病"。无论是工作、学习还是家庭，都有可能引起人们的负性情绪，损害人们的身心健康。

从心理学的定义上来说，焦虑指个人对即将来临的、可能会造成的危险或威胁所产生的紧张、不安、忧虑、烦恼等不愉快的复杂情绪状态，这是人类面对危险和不确定事件的本能反应。适当的焦虑感其实是有利的，可以提高个人的专注度和工作效率，以应对当前的紧急事件；但是过度的焦虑就会形成精神心理的或生理的疾病。抑郁指人们的希望破灭时出现的无助感、无力感和自我否认感，甚至出现自我毁灭的意念和行为。生活中经常听到有人在说"郁闷""别理我、烦着呢""崩溃"等词语，实际上这些都是抑郁情绪的代名词。

（2）睡眠问题：WHO 调查表明，全球睡眠问题发生率在 27% 左右，中国成年人群体中睡眠问题高达 38.2%，属于睡眠问题高发的国家。有调查显示，2013—2018 年我国人均睡眠时间从 8.5 小时下降到了 6.5 小时。可见，社会经济发展、生活压力提升等因素减少了我们的睡眠时长。当然，人们面临的睡眠问题不仅仅是睡眠时间的缩短，还包括入睡困难、眠浅、早醒、睡行症（又称"梦游"）、睡眠觉醒节律紊乱、睡眠过度、睡眠呼吸暂停综合征等 80 多种症状。

（3）职场相关心理问题：这类心理问题中，最常见的就是职业倦怠，也称为职业枯竭综合征，是指个体在工作中产生的身心疲劳与耗竭的状态。人们会对工作失去热忱，对职业缺乏基本兴趣，消极怠工。此外，工作中的职业角色也会引起心理问题。职业往往要求我们扮演一个固定或相对稳定的角色，如警察、教师、服务员等，而长时间的职业角色扮演会让人们出现职业角色与生活角色转换困难，引发家庭矛盾或人际关系紧张。当职业角色与内心自我角色产生冲突的时候，更会引发"自我认同危机"，令人非常痛苦。

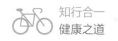
（4）人际关系问题：人与人交往关系的总称，被称为"人际关系"，包括亲属关系、朋友关系、同学关系、师生关系、雇佣关系、战友关系、同事关系、领导与被领导关系等。心理学将人际关系定义为人与人在交往中建立的直接的心理上的联系。

有一句话说得好："有人的地方就有江湖。"人是社会动物，每个个体均有其独特之思想、背景、态度、个性、行为模式及价值观，这就好像是每个人的"标签"。现实生活中，社会资源有限而占有资源的欲望无限。于是，不同的人的"标签"会产生矛盾、碰撞、阻隔，这就导致了人际关系的紧张与不和谐。而反过来，人际关系又对每个人的情绪、生活、工作产生很大的影响。

（5）身材焦虑问题：随着社会经济的发展，西方文化的不断渗入，女性的社会角色发生了很大转变，社会对女性的期待也转变为"事业和家庭都得心应手，同时又身材苗条"。身材苗条成为女性自信、自我约束、成功的标准之一，这给女性极大的身材焦虑。而较之男性，女性的个人成就更容易被忽视，她们在对容貌和身材的评价中更能感受到以瘦为美观念所导致的压力。调查发现，82%的女性对自己身材不满意，无论成年女性还是青少年，都觉得身材十分重要，关乎她们的自我价值。同时，相较于女性的以瘦为美，年轻男性对拥有肌肉型身材的焦虑也在加剧。精神心理科的医生发现，身材焦虑引发的医学问题如厌食症、贪食症、暴食症等越来越多，且呈低龄化发展趋势。

（6）网络成瘾问题：随着当今社会的不断发展，生活变得越来越便捷和高效，我们获取信息的途径也变得多样化。然而，在享受信息便利的同时，也要警惕网络成瘾的潜在危害。网络成瘾可以被定义为一种失控性地使用网络的行为，进而导致个体明显的身体、心理、工作学习以及社会功能的损害。据统计，6%～15%的互联网用户符合网络成瘾的症状；在青少年及大学生互联网用户中，这一比例更高，可达13.0%～18.4%。因此，网络成瘾对生活、健康的影响，特别是对青少年健康成长的影响，值得社会关注。调查发现，无节制地使用网络给个体带来的损害是多方面的，包括严重危害身体健康，引起学习成绩及工作效率下降等。不仅如此，网络成瘾可导致个体的情感匮乏而趋向冷淡，同时伴随人际交往技能的逐渐退化，以及现实世界中的人际交往受阻。而这将强化个体转向虚拟世界寻求安慰和满足，以逃避现实人际环境中遇到的问题。这样的恶性循环会导致个体更加沉溺于网络、脱离现实，最终将导致退缩孤僻和自我封闭。

不可否认，上述常见的心理问题与我们的社会环境有着密切的关系。所以不要把问题的产生全都归结于自己的过错，从而产生消极悲观和自责的情绪。请直面自己的心理问题，接纳它的存在，并积极做出相应的行为改变。

误区解读

患抑郁症是因为内心不够强大

人们往往会有这样的误区，认为是自己或家人、朋友心理不够强大才会得了抑郁症，实际上并非如此。抑郁症的成因较为复杂，迄今为止医学学术界无明确观点指出抑郁症的具体成因，但国内外专家一致认为，它是受生物、心理与社会环境等诸多方面因素混合影响的。

（1）生理因素：包括遗传、生物化学以及躯体疾病等方面。

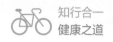

1）遗传因素：研究发现，家族中有抑郁症患者，那么其他家庭人员患上抑郁症的概率要高于普通人群。

2）生物化学因素：中枢神经系统的 5- 羟色胺、去甲肾上腺素等一些神经递质发生了代谢紊乱。

3）躯体疾病因素：许多躯体疾病和状况，如中风、心脏病发作、恶性肿瘤、慢性疼痛、糖尿病、激素紊乱和晚期疾病，往往可以导致抑郁症发作。

（2）心理因素：包括幼儿早期、童年的成长环境，父母的养育方式，家庭氛围以及个人性格特质等方面。如抑郁气质的人群，如果其成长环境不佳，则在成长及成年期患抑郁症的概率会高于普通人群。

（3）社会因素：包括创伤性生活事件，例如丧亲、暴力伤害、人际关系变化等。

（4）环境因素：主要是指物理环境与心理环境。例如北欧国家抑郁症发病率高于热带及亚热带国家；第二次世界大战后不论是战士还是战士家属，心理状态均受到不同程度的影响。

抑郁症的常见误解

（四）心理问题的自我调节

 小课堂

1. 自我情绪调节

情绪就如同一枚硬币的两面，无论是积极的情绪还是消极的情绪，实际上都没有好坏之分，都是人类的天然属性。情绪存在的最大价值就在于帮助我们更好地认识自己，并对自我进行理性的反思。所以，当某种情绪扑面而来，淹没了我们的时候，无须为此感到恐慌或羞恼，而是要学会接纳自己，并合理地调节情绪。改变自己对事情的认知和看法、和好友倾诉、做自己喜欢的事，甚至几个悠长的深呼吸都可以帮我们快速调节目前的情绪状态，而非陷入情绪的漩涡之中。

2. 增强内在的安全感

安全感源于小时候的依恋，在成长过程中没有得到安全照料，或者经历了创伤事件，都会导致我们安全感的缺失，并在生活中时常体验到恐惧、孤单、焦虑等负面情绪。在心理学上有一个"安全岛屿"的说法，也就是说，每个人的内心会住着一个"内在的小孩"。这个小孩有时很自私，有时很可爱，有时很调皮，有时很暴躁，有时很叛逆，有时很温顺，有时很固执。小孩时不时地会出来玩耍，如果这个玩耍的地方能满足他的需求，他会觉得很幸福。这个地方就是"安全岛屿"。所以，我们要学会自我深度觉察，看到内在不安全的小孩，用现在长大的自己、成熟的自己去陪伴他、支持他，让他逐渐脱离孤独和恐惧，最终找到"安全岛屿"。

3. 控制好压力

每个人在生活中都有压力，但是我们可以留意什么时候会出现压力，安排好自己的时间，养成健康的生活习惯，控制好压力。了解"不"的力量，如果我们因承担了太多公司的工作或家务活而感到压力巨大，不妨直接说"不"。如果大家经常把所有的问题都归于自身，推卸掉一些责任也许会让你觉得难以开口，但推卸掉一部分责任，就可以专注于优先事项。学会说"不"，留意它带给我们

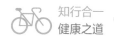

的好处。虽然自己很棒，但也不能包揽一切工作。必要时借"他山之石"。我们不是超级英雄——在某些时候，每个人都需要别人的帮助。

4. 在书籍中成长

随着当今社会对心理问题愈发重视，越来越多的优秀科普书籍涌入大众的视野，为相关人群提供专业而有效的帮助。除此之外，各个领域的优秀作品都有可能为我们带来一些人生的启迪，解决当前的困惑。一个稳定的人格是心理健康的基础，而阅读可以让我们的人格更加健全，自然也就预防了心理问题的进一步发生。因此，书籍除了可以增加我们知识的广度之外，还能拓宽我们看事物的维度，学会用辩证的角度来看待问题，情绪也会因此而变得更加稳定，人格也会更加丰满和完善。请摆脱"成年人的傲慢"，在书籍中不断成长。

5. 爱运动，健身又健心

生命在于运动，健康离不开运动。不同年龄的人采用适合的运动方式和强度，都能促进生长发育和身体健康。运动对人的心理健康也有很多帮助，例如克服自卑心理、增强自信心，缓解压力、填补心理缺憾等。运动还有助于放松肌肉，减轻压力所致的身体紧张和相关症状。研究发现，有运动习惯的人通常比没有运动习惯的人幸福感更强。在临床上，对心理疾病和精神疾病患者进行运动训练，也是一种非常有效的非药物干预手段。

当然，运动要持之以恒。只有长期坚持，才能达到预期的运动效果，如减脂、增肌、提升心肺功能等。经过一段时间的运动后，可以到专业机构进行检查、评估，看看运动方式、运动量是否适合，判断有无运动损伤。

6. 丰富自己的生活

生活太过单一、枯燥，也容易导致独处时常产生焦虑、孤单等负面情绪。我们可以通过以下几种方式来丰富自己的生活，提升生活的幸福感。

（1）制订个人日常计划：在当今信息量爆炸的社会，如果没有适当的规划，就容易晕头转向，甚至会被互联网的娱乐信息所淹没，耽误了手头的工作。

（2）培养兴趣爱好：除了工作和学习，我们的生活应该包含更多、更丰富的内容。培养自己的兴趣爱好，拥有一部分属于自己的时间和空间，劳逸结合，才有利于身心的健康和稳定。

（3）提升社交质量：与朋友的聚会和社交活动可以帮助我们缓解压力，并获得社会支持。同时，选择适合自己的朋友，提升自己的社交质量，和志同道合的好友一起共同进步。

7. 看到已经取得的成果

如果有完美主义倾向，我们可能会过于专注把事情做好，而忘了留意自己已取得的成果，意识不到事情已经做得很好了。努力想一想已经取得的成果，不要遗漏很小的成绩。满足于现实目标的实现，等于朝着克服完美主义的目标迈出了一大步。"看到自己已经取得的成就"往往要难于"记住还没做好的事情"。找一个笔记本，简要地将每天做得比较好的事情记下来。每个星期结束时拿出来，看看一周内取得的成就，并犒赏一下自己。

8. 积极寻求社会支持

人们在面对压力时采取什么样的应对方式，受很多条件的制

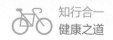
约，其中社会支持占据着重要地位。在心理学上，社会支持是指一个人通过社会联系所获得的能减轻心理应激反应、缓解精神紧张状态、提高社会适应能力的影响。在亲人、朋友、伴侣及同事中，我们均可以获得有效的社会支持。专家认为，社会支持对个体身心健康具有普遍的增益作用，它不仅体现在心理应激的情况下，而且对于维持平时个体良好的情绪体验和身心状况均是有益的。

我们可以从改变生理状态和心理状态两个方面来缓解心理问题。多尝试几种方式，找到最适合自己的方式，并建立一个长期的支持调节系统，以增强自己的心理弹性，预防心理问题的发生。最后，当心理问题已经对生活造成一定影响，并且通过一段时间的自我调节后没有明显好转时，我们需要积极寻求专业人士的帮助，包括精神科医生、心理治疗师等。

（五）心理问题的治疗和干预

小课堂

对于一些特殊或突发情况通过自我疏导可能无法有效解决当前所面临的心理压力，需要求助于专业人士。下述几类均为非自我调节式的心理健康干预方式。

1. 针对心理问题的治疗和干预方法

（1）药物干预：药物治疗在精神心理领域占有一定的比重。不只是大家常听说的抑郁症、焦虑症、强迫症甚至精神分裂症均需要药物干预，一些因睡眠问题或急性突发事件等因素引起的心理问题，通过适当的药物干预，能够帮助求助者及时地将心理健康状态调整到较为平稳的水平。

（2）物理干预：部分心理问题的临床治疗会通过物理干预的方式开展，如抑郁、焦虑、失眠等。通常使用的物理干预方法有改良电休克治疗、迷走神经刺激、重复经颅磁刺激、光疗、中医针灸等。

（3）心理干预：不同于药物或物理治疗方法，心理干预是咨询师/治疗师与来访者接触过程中，通过语言的形式来影响来访者的心理活动的一种方法。通常，心理干预的手段包括心理治疗、心理咨询、心理康复、心理危机干预等。

2. 心理咨询/治疗的分类

不论是心理咨询还是心理治疗，以开展形式划分，主要可分为个体心理咨询/治疗、团体心理咨询/治疗、家庭心理咨询/治疗等；以工作对象划分，主要可分为儿童青少年心理咨询/治疗、成人心理咨询/治疗、老年人心理咨询/治疗等。

心理咨询和心理治疗的区别如下。

根据《中华人民共和国精神卫生法》第二十三条："心理咨询人员不得从事心理治疗或者精神障碍的诊断、治疗。心理咨询人员发现接受咨询的人员可能患有精神障碍的，应当建议其到符合本法规定的医疗机构就诊。"大家可以这样区分心理咨询和心理治疗：一般的心理健康问题可以向专业的心理咨询师进行求助，精神障碍患者的心理健康问题应当向专业的心理治疗师进行求助。

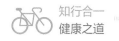
3. 常见的心理咨询 / 治疗方法

（1）精神分析咨询 / 治疗：是以弗洛伊德首创的精神分析理论为指导，探讨患者的深层心理，识别潜意识的欲望与动机的方法。通常以长程的形式开展。

（2）行为主义咨询 / 治疗：主要包括认知、行为等咨询方法。强调在纠正行为的同时，也注重刺激与反映之间的中介调节作用，通过对行为的评价和行为学习的模式，指导和帮助求助者调动自身的认知能力，逐步以健康的行为替代异常行为。

（3）人本主义咨询 / 治疗：美国心理学家罗杰斯为人本主义心理学的主要代表人物之一。他主张"以当事人为中心"的心理治疗方法，首创非指导性治疗，强调人具备自我调整以恢复心理健康的能力。

（4）整合式咨询 / 治疗：顾名思义，这种方法是以综合、系统的方式开展的，采用其他方法技术之所长，帮助求助者解决心理困扰。通常以短程的形式开展。

4. 心理咨询 / 治疗开展的一般性程序

（1）问题探索及评估阶段：主要的工作内容是咨询师 / 治疗师与来访者建立良好的咨访关系，问清需要解决的问题，收集有关资料等。

（2）目标设定阶段：主要的工作内容是通过资料的收集和询问来访者的期望，尽可能详细地讨论，明确规划治疗目标。

（3）方案探讨阶段：主要的工作内容是结合已确定的治疗目标，设想出各种可能的方案并对这些方案的优劣进行权衡、评估，最终确定一个合适的方案。

（4）行动实施阶段：双方签订工作协议，循序渐进开展治疗。

（5）评估 / 结束阶段：该阶段可能以三种情形之一的方式发生。双方都觉得所有治疗目标都已达到，因而结束咨询 / 治疗；咨询 / 治疗目标尚未达成，由咨询师 / 治疗师方面主动提出中止咨询关系；来访者提前中止咨询 / 治疗关系。在咨询 / 治疗结束后，咨询师 / 治疗师会对相关内容做总结。

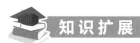 知 识 扩 展

部分设有心理或精神专科的医院，供参考和选择，排名不分先后。

全国设有心理或精神专科的部分医院列表

医院名称	地址
北京大学第六医院	北京市海淀区花园北路 51 号
上海市精神卫生中心	上海市徐汇区宛平南路 600 号
中南大学湘雅二医院	湖南省长沙市人民中路 139 号
四川大学华西医院	四川省成都市国学巷 37 号
首都医科大学附属北京安定医院	北京市西城区安康胡同 5 号
广州医科大学附属脑科医院	广东省广州市荔湾区芳村明心路 36 号
重庆医科大学附属第一医院	重庆市渝中区袁家岗友谊路 1 号
北京回龙观医院	北京市昌平区回龙观镇南店北路
南京医科大学附属脑科医院	南京市鼓楼区广州路 264 号
中国医科大学附属第一医院	沈阳市和平区南京北街 155 号

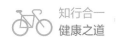

 误区解读

1. 心理有病的人才去心理咨询

这是心理咨询的最常见误区之一。心理问题常常被大家当成是"心理病态""思想问题",不会引起重视,最后往往发展成严重的问题或疾病。其实,心理咨询是促进人的成长与发展的最佳途径之一,也是预防心理疾病的有效方法。心理咨询师将协助您发现自己的力量和利用好自己已有的资源,更好地处理困扰自身的问题,调节自身的情绪,经过努力达到预定的目标。所以并不是心理有病的人才去心理咨询,普通人感觉心里困惑时都可以寻找心理咨询师答惑解疑。要知道心理咨询不仅仅只是解决大众的心理危机和严重的心理问题,它有时可以成为一面"标准的镜子",不变形地从各个角度让人们了解自己,从而扬长避短,促进个人进一步完善自我。

2. 心理咨询/治疗就是聊聊天

心理咨询/治疗以"聊天"的形式开展,但绝非简单的聊天。心理咨询/治疗是咨询师/治疗师运用心理学的方法,对心理适应方面出现问题并企求解决问题的求询者提供心理援助的过程。在来访者向咨询师倾诉的过程中,咨询师会全身心投入倾听,无条件地积极关注,不会对来访者有道德评判,以中立的态度敏锐地捕捉来访者表情和语气,发现潜藏在问题背后的想法、经历和无意识的内容,准确地指出核心问题。这背后依靠的是咨询师长期的心理学理论学习和实践。心理治疗的目标是促进人格成熟和助人成长,这不是普通聊天能达到的效果,甚至可以这样认为,聊天通常是一种互助互利的人际沟通行为,而心理咨询/治疗是完全为来访者利益服务的合作关系。

3. 心理医生是"救世主"

有些来访者会把心理医生当成"救世主"，把自己所有的心理问题都丢给医生，并认为医生可以全部解决。而心理医生所起的作用是启发、引导、支持、分析、鼓励和促进来访者改变和心理成长。医生们不会把自己的价值观和意愿强加于来访者，更不会帮来访者做决定。真正的"救世主"只有一个，那就是来访者自己。只有认识自己、改变自己、超越自己，才能达到成长和修通的目标。

附件一：心理健康素养十条及其释义

1. 心理健康是健康的重要组成部分，身心健康密切关联、相互影响

一个健康的人，不仅在身体方面是健康的，在心理方面也是健康的。心理健康是人在成长和发展过程中，认知合理、情绪稳定、行为适当、人际和谐、适应变化的一种完好状态。心理健康事关个体的幸福、家庭的和睦与社会的和谐。心理健康与身体健康之间存在着密切的关联。一方面，心理健康会影响身体健康；例如，消极情绪会导致个体的免疫水平下降。癌症、冠心病、消化系统溃疡等是与消极情绪有关的心身疾病。另一方面，心理健康也受到身体健康的影响；例如，慢性疾病患者的抑郁焦虑等心理疾病发病率比普通人群更高。长期处在较大的压力下而无法有效疏解，对心理健康和身体健康都会带来不良影响。

2. 适量运动有益于情绪健康，可预防、缓解焦虑抑郁

运动是健康生活方式的核心内容之一，对于心理健康也有帮助

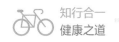
和益处。运动尤其是有氧运动时，大脑释放的化学物质内啡肽又称快乐激素，不仅具有止痛的效果，还是天然的抗抑郁药。太极拳、瑜伽等注重觉察和调整自身呼吸的运动有助于平静情绪、缓解焦虑。运动还可以提升自信、促进社会交往。坚持适量运动，每周3～5天，每天锻炼30分钟以上，对于预防和缓解焦虑抑郁更为有效。如有必要，可寻求医生和专业人员的帮助，根据自身情况制定运动方案。

3. **出现心理问题积极求助，是负责任、有智慧的表现**

出现心理问题却不愿寻求专业帮助是常见而有害健康的表现。不愿求助的原因包括：认为去见精神科医生或心理咨询师就代表自己有精神心理疾病；认为病情严重才有必要就诊；认为寻求他人帮助就意味着自己没有能力解决自己的问题；担心周围的人对自己的看法等。其实求助于专业人员既不等于有病，也不等于病情严重。相反，往往是心理比较健康的人更能够积极求助，他们更勇于面对问题、主动做出改变、对未来有更乐观的态度。积极求助本身就是一种能力，也是负责任、关爱自己、有智慧的表现。出现心理问题可求助于医院的相关科室、专业的心理咨询机构和社工机构等。求助的内容包括：寻求专业评估和诊断、获得心理健康知识教育、接受心理咨询、心理治疗与药物治疗等。

4. **睡不好，别忽视，可能是心身健康问题**

睡眠质量是反映心身健康的综合表现。常见的睡眠问题包括入睡困难、早醒、夜间醒后难以入睡、经常噩梦等。睡眠不良常提示着可能存在心理问题或生理问题，是心身健康不可忽视的警示信号。多数睡眠不良是情绪困扰所致，抑郁、焦虑等常见情绪问题都可能干扰睡眠。焦虑往往导致入睡困难，抑郁则常常伴随着失眠早醒等问题。另一方面，睡眠不良会影响心理健康，加重心理疾病。睡眠不足会损害情绪调控能力，使负面情绪增加。

5. 抑郁焦虑可有效防治，须及早评估，积极治疗

抑郁症和焦虑症都是常见的心理疾病。如果情绪低落、兴趣丧失、精力缺乏持续两周以上有可能患上抑郁症。抑郁症可导致精神痛苦、学习无效、工作拖延，甚至悲观厌世。抑郁患者具有较高的自杀风险，所以需要及时防范抑郁症的发生。焦虑症以焦虑情绪体验为主要特征。主要表现为无明确客观对象的紧张担心、坐立不安并伴有心跳加速、手抖、出汗、尿频等症状。公众要提高对自身情绪健康的觉察能力，及时寻求科学的评估方法，尽早求治，防止问题加重。抑郁症、焦虑症可以通过药物治疗、心理治疗或两者相结合而治愈，及时治疗有助于缓解症状，降低自杀风险，最终治愈并预防复发。

6. 服用精神类药物须遵医嘱，不滥用，不自行减停

药物治疗是针对许多心理疾病常用而有效的治疗方式之一。精神类药物种类繁多，不同的药物在用量、适用范围与禁忌、副作用等方面各有特点，精神类药物必须在精神科医生的指导下使用，不得自己任意使用。某些药物的滥用可能会导致药物依赖及其他危害。在用药期间，要把自己的实际情况及时反馈给医生，尊重医生的要求按时复诊，听从医生的指导进行药物类别及用量的调整。在病情得到有效的控制后，应继续听从医生的用药指导，不可急于停药。自己任意调整药量甚至停止用药可能会带来病情复发或恶化的风险。药物具有一定的副作用，其表现和程度因人而异，应向医生

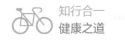
沟通咨询，切不可因为担忧药物的副作用而拒绝必要的药物治疗。

7. **儿童心理发展有规律，要多了解、多尊重，科学引导**

儿童心理发展包括感知觉、认知、语言、情绪、个性和社会性等方面，各方面有其内在发展规律。在存在普遍规律的同时，不同的儿童在发展的速度、水平、优势领域等方面存在差异。养育者须了解儿童发展特点，理性看待孩子间的差异，尊重每个孩子自身的发展节奏和特点。越是早期的发展阶段，对一生心理特征的影响就越大。如果儿童的压力过大、缺乏运动、缺乏社交，将不利于大脑发育，阻碍心理成长。儿童心理发展受到先天因素与环境因素的共同作用。家庭是最重要的环境因素，良好的家庭氛围有益于儿童的身心健康。奖惩是短期有效但长远有害的管教方式；比奖惩更科学且有效的，是理解并尊重孩子的情绪和需求，科学引导。养育者需要管理好自己的情绪，在养育孩子的过程中不断地学习、反思和成长。养育者要把握好尺度，既要支持引导，又不要急于干预。在儿童心理发展过程中，有些问题其实是常见的，会随着成长逐渐消失。养育者有时可能会夸大或忽视孩子的问题，这是不正确的，要开放地听取他人的反馈，或向专业人员求助。

8. **预防老年痴呆，要多运动、多用脑、多接触社会**

老年痴呆是一种多发生于老年期的退行性脑病，目前尚无特效药物能治愈，所以早期识别、诊断和干预尤为重要。老年痴呆的主要症状包括：记忆进行性受损，难以完成原本熟悉的任务，言语表达出现困难，性格发生变化等。通过认知功能评估可早期发现老年痴呆。健康的生活方式有助于预防老年痴呆。老年人要多运动、多用脑、多参与社会交往，包括：保持规律运动的习惯、增加有益的户外运动、保持学习与思考的习惯、积极进行社会交往等。

9. 要理解和关怀精神心理疾病患者，不歧视，不排斥

人们对于精神心理疾病的恐惧和排斥很多是出于对疾病的不了解。实际上，精神心理疾病在得到有效治疗后，可以缓解乃至康复。因此，精神心理疾病患者经过有效治疗，症状得到控制后，可以承担家庭功能、工作职能与社会角色。把患者排除在正常的人际交往和工作环境之外，是不必要的，也是不恰当的，会为患者及其家庭带来新的压力。对于能够维持工作能力的精神心理疾病患者，为其提供适当的工作和生活环境，有利于病情的好转和康复。

10. 用科学的方法缓解压力，不逃避，不消极

面对生活中的各种压力，人们会采取不同的方式进行缓解。需要注意的是，有些减压方式似乎当时能够舒缓心情，但有百害而无一利，是不健康的、更是不可取的减压方式；例如，吸烟、饮酒、过度购物、沉迷游戏等。上述减压方式虽然当时可能会缓解心情，但是也会带来更多的心身健康和生活适应的问题。通过学习科学有效的减压方式可以更好地应对压力，维护心身健康。第一，调整自己的想法。找出导致不良情绪的消极想法；根据客观现实，减少偏激歪曲的认识。第二，积极寻求人际支持。选择合适的倾诉对象，获得情感支持和实际支持。第三，保持健康的生活方式。采用适量运动和其他健康的兴趣爱好等方式调节情绪。判断什么是科学的减压方式，主要是看这种方式是否有利于更好地应对现实问题，是否有利于长远的心身健康。

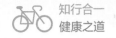
附件二：评估工具

1. 抑郁症筛查量表 PHQ-9

指导语： 在过去的 2 周里，你生活中以下情况出现的频率有多少？请在最符合您情况的选项上打"√"。

问题	完全不会	有几天	一半以上的天数	几乎每天
1. 做事时提不起劲或没有兴趣	0	1	2	3
2. 感到心情低落、沮丧或绝望	0	1	2	3
3. 入睡困难、睡不安稳或睡眠过多	0	1	2	3
4. 感觉疲倦或没有活力	0	1	2	3
5. 食欲不振或吃太多	0	1	2	3
6. 觉得自己很糟，或觉得自己很失败，或让自己或家人失望	0	1	2	3
7. 对事物专注有困难，例如阅读报纸或看电视时不能集中注意力	0	1	2	3
8. 动作或说话速度缓慢到别人已经觉察？或正好相反，烦躁或坐立不安、动来动去的情况更胜于平常	0	1	2	3
9. 有不如死掉或用某种方式伤害自己的念头	0	1	2	3

评分原则：

总分：

0~4 分：没有抑郁症，注意自我保重。

5~9 分：可能有轻微抑郁症，建议咨询心理医生或心理医学工作者。

10～14分：可能有中度抑郁症，建议咨询心理医生或心理医学工作者。

15～19分：可能有中重度抑郁症，建议咨询心理医生或精神科医生。

20～27分：可能有重度抑郁症，一定要看心理医生或精神科医生。

核心项目分：

第1（核心症状）、4（核心症状）、9（自伤意念）题任何一题得分超过1分需要关注。

2. 焦虑症筛查量表 GAD-7

指导语：在过去的2周里，你生活中以下情况出现的频率有多少？请在最符合您情况的选项上打"√"。

问题	没有	有几天	一半以上时间	几乎天天
1. 感到不安、担心及烦躁	0	1	2	3
2. 不能停止或无法控制担心	0	1	2	3
3. 对各种各样的事情担忧过多	0	1	2	3
4. 很紧张，很难放松下来	0	1	2	3
5. 非常焦躁，以至无法静坐	0	1	2	3
6. 变得容易烦恼或易被激怒	0	1	2	3
7. 感到好像有什么可怕的事会发生	0	1	2	3

评分原则：

总分：

0～4分：没有焦虑症，注意自我保重。

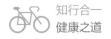
5～9分：可能有轻微焦虑症，建议咨询心理医生或心理医学工作者。

10～14分：可能有中度焦虑症，建议咨询心理医生或心理医学工作者。

15～21分：可能有重度焦虑症，一定要看心理医生或精神科医生。

答案：1. C；2. A；3. √

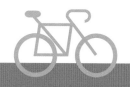

健康知识小擂台

单选题:

1. 下列属于睡眠问题的有( )

①睡眠浅 ②入睡困难 ③睡眠时间过长

④睡眠呼吸暂停综合征

A. ①② B. ②③④ C. ①②③④ D. ③④

2. 当我们发现,自己有强烈的负面情绪产生时,以下做法不恰当的是( )

A. 将这种情绪抑制、隐藏起来

B. 与家人朋友多沟通

C. 尝试寻求专业人士的帮助

D. 学习专业的自我心理疏导方式方法

判断题:

3. 长期熬夜会导致胃肠道得不到充分的休息,影响胃肠道的修复功能。( )

心理健康
自测题

(答案见上页)

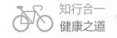

文明健康

（一）文明卫生　健康一生

　　一名穿黑衣服的男子在公交车上咳嗽，朝着地面就吐了一口痰，周围乘客迅速远离，对他的行为进行了谴责，男子怒目而视，又咳嗽想吐痰时，一名小学生递出一包纸巾给男子，用清亮的声音说："叔叔，老师教导我们，随地吐痰是不文明的行为，你如果想吐痰时，可以用纸巾。"男子一瞬间似乎脸红了，接过纸巾，公交一到站，他迅速下了车。

小课堂

生活方式，不仅是个人及其家庭日常生活行为的映照，也是一个国家、一个民族公民文明素养和社会文明程度的集中体现。新型冠状病毒感染疫情不仅对我们每个人的身心健康是一次考验，对我们的生活方式也是一次深刻警醒。

1. 不随地吐痰

（1）一口痰暗藏多少"杀机"：痰是支气管和气管的分泌物。健康人呼吸道内的分泌物很少，当呼吸道出现炎症、黏膜受到刺激时，分泌物会增多，表现为痰量增加，痰液的黏稠度增大。由于不同种类的细菌、病毒等病原体的存在，痰会呈现绿色、黄色等不同颜色。呼吸道感染者的小小一口痰，可能携带数不胜数的细菌、病毒、真菌、支原体等病原体。

可通过随地吐痰传播的疾病有以下三个决定因素：一是该病经呼吸道传播；二是引起该病的病原体在痰液中达到一定数量；三是该病原体在自然界中有一定的生存能力，可以存活较长时间。流行性感冒、流行性脑脊髓膜炎、腮腺炎、麻疹、风疹、水痘、百日咳、白喉、严重急性呼吸综合征（SARS，曾称"传染性非典型肺炎"）、新型冠状病毒感染等主要通过呼吸道传播。

（2）吐痰的正确做法：咳痰时应以纸巾掩住口鼻，将痰液吐在纸巾上或环保袋中，包好，再放入干垃圾桶内。每个人都应该做到不随地吐痰，外出时随身携带纸巾或环保袋，做到正确吐痰。如果没有纸巾或环保袋，可将痰吐到马桶或台盆中并及时冲掉。正确吐痰，体现了一个人的教养、形象和文明程度。

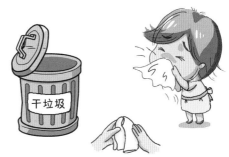

吐痰的正确方式

2. 不乱扔垃圾

随意乱扔垃圾不仅影响环境整洁，更会威胁健康。生活垃圾，特别是厨余垃圾（湿垃圾），容易腐烂变质，成为病菌孳生的温床，还会散发出难闻的气味，为苍蝇、蚊子、蟑螂、老鼠等提供"家园"，从而导致多种疾病的传播。如：蚊子可传播流行性乙型脑炎、疟疾、登革热等；苍蝇、蟑螂可传播细菌性痢疾、霍乱、伤寒、副伤寒、沙门氏菌病等；老鼠可传播鼠疫、流行性出血热、钩端螺旋体病等。因此，除垃圾桶要有盖子外，垃圾处置也要及时。

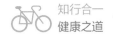

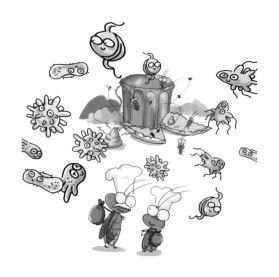

垃圾孳生细菌

3. 不食用野味

我们的祖先曾经在万年以前的狩猎时代大量捕捉野生动物作为食物，这是生存的需要。当人类进入农耕文明时代，野生动物中适合进行驯养、繁殖的种类经过一代代筛选，最终成为人类主要的蛋白质来源——家畜和家禽。只要审视一下家畜、家禽的种类就会明白，只有极少数野生动物通过了"筛选"，集合了各种优点，成为我们的食物。而更多的野生动物，也许也经历过被人类尝试驯化，但或许因为不适合在人工条件下饲养和繁殖，或许因为肉质口感不好而不适合食用。

如今，吃野生动物已成为一种陋习。其实，在营养价值上，野生动物完全不能与驯化了千年，历经过各种品系筛选的家禽、家畜媲美；在食品安全上，野生动物未经检验检疫，风险不容忽视。吃野味会将自己暴露在感染其所携带的细菌、病毒、寄生虫等病原体的风险中。同时，人类大肆捕捉野生动物，在捕杀、运输、贩卖的过程中，使那些原本没有机会接触的动物被迫生活在一起，为病原体的转移与变异创造了良好条件，最终导致新的疾病，许多新发传染病就是这么"吃"出来的。

4.　使用公筷公勺

（1）围桌合餐，有健康隐患：亲朋欢聚、同桌合食、觥筹交错是中华饮食文化中幸福团圆的代表，在席间谈笑、交箸换盏之下，却隐藏着巨大的健康风险。最令人担心的是传染病的传播：甲型和戊型肝炎病毒很容易通过餐具（筷、勺）、唾液、飞沫等污染食物，感染其他用餐者。幽门螺杆菌是围桌合餐的另一大隐患，它是导致常见消化道疾病的主要致病细菌。大约50%的人群携带幽门螺杆菌，且其非常容易通过共餐传播；也就是说，聚餐成员中很可能存在幽门螺杆菌携带者，有很大概率将其传染给其他人。

（2）公筷公勺，新时代用餐助手：围桌合餐存在不少健康隐患，公筷公勺便应运而生。

公筷公勺文化古已有之，在新时代被赋予了更多的意义。使用公筷公勺不仅能有效避免"口水战"的发生，减少病毒和细菌的传播，更是对其他用餐者的尊重与负责，也是新时代文明用餐的体现。

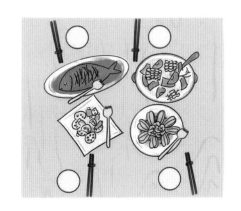

使用公筷公勺

5.　保持社交距离

我国和 WHO 都提出"保持一米社交安全距离"的概念，这是预防呼吸道传染病的重要"法宝"。

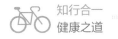

社交距离多远才"安全"其实并无定论，受很多因素影响，比如：在室内还是室外，室内是开空调还是开窗户，空气流动的速度和模式，对方是小声说话、大声喧哗还是打喷嚏，与对方在一起的时间，是否戴口罩，等等。

"社交一米"不是简单地保持一个固定的物理距离，而是基于科学研判和生活工作实际综合提出的，切实可行且便于理解记忆的措施。

保持安全的社交距离不仅仅是为了预防传染病、保护自己和他人，更是一种社会文明，是尊重他人权益、守护公共文明和谐秩序的需要。

6. 咳嗽、喷嚏遮口鼻

（1）一个喷嚏不可小觑：有研究发现，一个喷嚏排出的分泌物中约有 10 万个细菌和病毒。当一个人打喷嚏时，飞沫最远能喷溅到 8 米；咳嗽时，飞沫能被喷出 6 米左右。咳嗽、打喷嚏造成的气溶胶能在空气中存留 10 分钟左右，其中的细菌、病毒也就随之扩散开来，如果是致病的病原体，危害不可小觑。

（2）咳嗽、打喷嚏的正确姿势：咳嗽、打喷嚏时，应避开他人，并用纸巾、毛巾或肘部遮掩口鼻。这样做不仅有利于减少飞沫传播，更体现我们的文明程度。

咳嗽和打喷嚏时，注意不要用手捂口鼻。否则，飞沫中的病菌会污染手，如果没有及时洗手，病菌会通过手的接触传播到物体表面。如果他人接触了这些被污染的物体，又用污染的手接触自己的口、眼、鼻等，病菌便会通过这些部位的黏膜进入人体，从而造成感染。因此，大家在咳嗽、打喷嚏时应该用纸巾、毛巾或肘部掩口鼻，避免污染其他物体表面，从而缩小传播范围，减少传播机会。

咳嗽礼仪

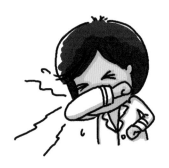

咳嗽、打喷嚏的正确姿势

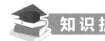
知识扩展

1. 垃圾分类、健康你我他

通过对生活垃圾分类管理，可以提高生活垃圾资源化利用效率，从而减少生活垃圾焚烧、填埋过程中产生的污染，降低垃圾填埋对土地的占用，优化人居环境，保护城市生态和人民健康。推行垃圾分类管理，还能引导社会公众积极参与生态文明建设，提高全社会的环保意识和公德意识。每个人都应当积极参与绿色生活行动，减少生活垃圾产生，履行生活垃圾分类投放义务。

生活垃圾分为四类：一是可回收物，指废纸张、废塑料、废玻璃制品、废金属、废织物等适宜回收、可循环利用的生活废弃物；二是有害垃圾，指废电池、废灯管、废药品、废油漆及其容器等对人体健康或自然环境造成直接影响或者潜在危害的生活废弃物；三是厨余垃圾（湿垃圾），即易腐垃圾，是指食材废料、剩菜剩饭、

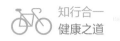

过期食品、瓜皮果壳、花卉绿植、中药药渣等易腐的生物质生活废弃物；四是其他垃圾（干垃圾），指除可回收物、有害垃圾、厨余垃圾（湿垃圾）以外的其他生活废弃物。

2. 没有买卖，就没有伤害

捕杀并食用野生动物是导致野生动物种群数量下降的直接原因。为了保护野生动物，拯救珍贵、濒危的野生动物，维护生物多样性和生态平衡，促进人与自然和谐相处，人类应杜绝捕杀、买卖和食用野生动物的行为。

《中华人民共和国野生动物保护法》规定：受保护的野生动物包括珍贵、濒危的陆生、水生野生动物和有重要生态、科学、社会价值的陆生野生动物。禁止生产、经营使用国家重点保护野生动物及其制品制作的食品，或者使用没有合法来源证明的非国家重点保护野生动物及其制品制作的食品。禁止食用非法购买国家重点保护的野生动物及其制品。

3. 心理安全距离

在心理学上有一个非常有趣的现象：当一个和你不太熟悉的人渐渐向你靠拢时，你会感觉压力非常大；同样，你渐渐靠近一个和你不太熟悉的人时，对方也会突然后退几步。产生这个现象的原因是，个人的"安全领空"——心理安全距离被侵犯了。一般情况下，心理安全距离为 1.5 米左右。

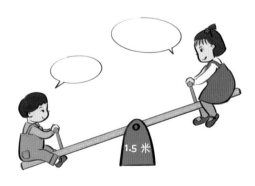

心理安全距离

误区解读

1. 鞋底能踩死细菌

此说法错误。有人随地吐痰后，习惯性地用鞋底踩一踩、搓一搓，以为这样就能把痰中的病菌杀死，消灭了随地吐痰的证据。

而事实上，病原体的生命力往往超乎人们想象。以肺结核患者的痰为例，痰中的结核分枝杆菌生存能力很强，在阴暗的角落里可生存 6 ~ 8 个月；在 6 ~ 10℃的环境中可存活数月至数年之久；即使在阳光直射下，也能存活半天。痰液干燥后被风刮起，可形成 4 ~ 5 微米的尘埃，飘浮在空气中。人体吸入这些含有结核分枝杆菌的"灰尘"后，就有可能被感染。又如，SARS 冠状病毒在悬浮小液滴的状态下可存活 9 天，在干燥状态下可存活 6 天；新型冠状病毒在痰液中存活并保持传染性的时间为 2 天左右，而从患者痰中可检出病毒的时间长达 7 天。

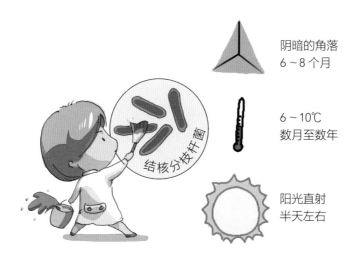

结核分枝杆菌的存活时间

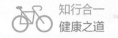

2. 山里野味无污染

此说法错误。很多人吃野味是看中其生长在人迹罕至的深山老林，没有污染，不像人工饲养的动物吃较多添加剂。所以一些野味餐馆打着"野味绿色美食"的招牌招揽食客。

事实上，野味并非绿色食品。由于全球环境普遍受到严重污染，野生动物生存环境恶劣，人若吃了因环境污染导致基因突变的野生动物，则可能诱发癌症及其他恶性病变。而且由于经长途偷偷贩运，体弱的野生动物不堪折腾在中途死去，待送抵店家，已腐坏变质。加上"野味"市场一直属于半地下状态，来源不明的野味，有被天敌杀死的，有病死的，有的干脆是被不法分子毒死的，剩下的比较健康的野生动物在运输过程中也往往被注入安眠药或麻醉剂，以防止被执法人员识破。因此，野生动物体内会有寄生虫、激素、细菌和有毒物质。

（二）作息规律　充足睡眠

大道至简，中国传统的一日三餐、日出而作、日落而息，是最朴素的养生法则。

 小课堂

1. 生活要符合自然规律和人体规律

有人一天三顿不能少，有人习惯"过午不食"，有人则认为少食多餐有益健康，还有人饥一顿、饱一顿。到底哪种吃法好？答案是：规律最重要。《黄帝内经》所说的"法于阴阳，和于术数，食饮有节，起居有常"，就是指我们的生活要符合自然规律，也要符合人体规律。

如果保持一日三餐的习惯，那么消化腺就会在相应的时间开始分泌消化液，相关脏器就开始准备对食物进行消化、吸收。此时进餐就符合人体的需要，而这种需要是长时间的习惯形成的。如果突然由一日三餐改为一日两餐，在一段时间内，身体一般是不适应的。当然，如果在接下来很长一段时间都每日吃两餐，那就形成了新的规律。

除患有某些疾病或处于特殊阶段外，少食多餐不值得提倡。因为对于额外的进餐，人体并没有做好"接受"的准备，消化器官的工作节律会被打乱，长期维持这样的"疲劳作业"模式，很可能会给肠胃带来过重的负担，导致各种疾病。此外，少食多餐的人在饮食上很容易失控，暴饮暴食的欲望会更强。

2. 生物钟"无处不在"

生物钟是人体在长期进化过程中形成的自然规律。2017 年的诺贝尔生理学或医学奖颁给了发现"控制昼夜节律的分子机制"的三位科学家，这个节律从根本上控制了所有生物的昼夜生理周期，使之和太阳同步。实际上，生物钟有着更为广泛的作用：以人类为例，生物钟除调节睡眠外，还与多项生理活动密切相关，如血压、体温、激素分泌等的调节。

有人问，同样睡 8 小时，从晚上 10 时睡到第二天早上 6 时，和从凌晨 2 时睡到上午 10 时或从早上 7 时睡到下午 3 时，效果是一样的吗？当然不一样。在不同时间段，人体的状态是不一样的，如果在机体应该休息的时候去工作，那就会打乱生物钟。有调查发现，经常上夜班的人，身体的各项功能不如正常作息的人；而既上夜班又上白班的人，身体功能不如天天上夜班的人，因为前者的作息更紊乱。

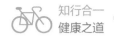
生物钟还与四季变化有关，在春夏秋冬都不一样。《黄帝内经》云："春夏则阳气多而阴气少，秋冬则阴气盛而阳气衰。"因此有"春夏养阳，秋冬养阴"之说。简单来说，春三月、秋三月宜早睡早起；夏三月白天长、晚上短，可以适当晚睡早起；冬三月黑夜较长，最好早点睡、晚点起，如果起得太早，太阳还没出来，阳气不足，则不利于健康。由此可见，睡眠时间也应符合自然规律，长期熬夜、日夜颠倒，很容易导致神经衰弱，乃至睡眠障碍。

3. 熬夜损害健康

睡眠是人的基本生命活动，在人的一生中，约有 1/3 的时间是在睡眠中度过的。良好睡眠是人体健康的保证，不但能促进儿童生长发育，而且可以消除疲劳，恢复精力、体力，并能增强免疫功能、中枢神经系统功能等。

熬夜会打乱生物钟，破坏睡眠节律，严重时导致睡眠时间不足、质量不佳等，进而容易造成人体抵抗力下降、内分泌失调、体重控制不良、注意力不集中、视力不佳、情绪差等问题，还会明显增加高血压等疾病的发生风险。

熬夜损害健康

4. 别让手机"干扰"睡眠

2020 年，中国睡眠研究会发布的数据显示，玩手机已成为人们最常见的睡前活动；睡不着的时候，玩手机是大多数人（占61%）的第一选择。睡前长时间使用手机会对睡眠产生不良影响。一方面，睡前使用手机或其他电子产品时，其产生的蓝光会刺激人的大脑，发出错误信号——"此刻还是白天"，使人体继续分泌兴奋性激素（如皮质醇），减少"睡眠激素"（如褪黑素）的产生，从而扰乱生物钟的昼夜节律，影响睡眠。另一方面，睡前长时间使用手机，"听歌看剧玩游戏，聊天社交看资讯"，会激活"清醒系统"，使大脑处于活跃状态，无法进入安静的睡眠状态。

5. 如何让身体"关机"

习惯刷手机的人要想拥有良好的睡眠，必须与手机保持适当距离。不要把手机放在枕头旁、床头柜等触手可及的地方，可以放在客厅、窗台等远离床的地方；可定时关机，或把手机调到静音模式，以帮助自己暂时"忘记"它。

此外，我们还可以养成一些好习惯来获得好睡眠：①避免下午2点后摄入兴奋性食物（如咖啡、浓茶等）；②避免晚上7点后饮酒，酒精会增加浅睡眠，减少深睡眠，使睡眠质量下降；③避免睡前大吃大喝或睡前2小时内进食不易消化的食物；④避免睡前1小时内进行容易引起兴奋的脑力劳动，如观看恐怖片等；⑤避免把问题带到床上思考，烦恼会干扰入睡，并导致睡眠变浅；⑥避免强迫自己入睡，这样只会更糟；睡不着时可起床，做一些其他事情，如读书、看电视等，感觉有睡意时再上床；⑦避免频繁看时间，可把闹钟放到床尾或转移到别处，以免引起挫败感、烦躁和担心，导致更难入眠；⑧避免白天睡眠过多，如果想通过小睡恢复精神，最好在固定的时间，且不要超过30分钟。

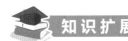 知识扩展 /////

1. 三餐定时定量、不随意加餐

每日至少固定早、中、晚三餐，三餐热量分配要得当，遵循

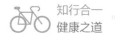
"早餐吃饱，午餐吃好，晚餐吃少"的原则。可以在上午 10 点和下午 4 点左右适当加餐水果或少量点心，但不要随意加餐。晚餐后不要再吃其他零食，尤其是甜点心、巧克力等食品。

2. 8 小时并非"金标准"

睡眠时间因人而异，8 小时并不是睡眠时间的"金标准"。每个人需要的睡眠时间有差异，同一个人在不同年龄段的睡眠时间也是不同的。中国睡眠研究会推荐的成人睡眠时间是 7 小时，65 岁以上老年人能维持 6 小时以上睡眠就可以了。除个体差异、年龄外，睡眠时间还受睡眠质量的影响，适宜的睡眠时间和良好的睡眠质量是保证健康的前提。我们不需要追求过长的睡眠时间，能满足白天工作、生活所需精力的睡眠就足够了。有的人为了能睡个好觉，放弃所有休闲娱乐，结果并不好。睡眠是人类的基本生理需求，而不是生活的目标，睡好觉是为了更好地生活。如果存在睡眠障碍，应及时就医，不要把安眠药等"妖魔化"。

3. 总做梦是不是代表没睡好

人都会做梦，梦大约占每天睡眠时间的 1/5。人在一夜睡眠中一般会经历 4～6 个睡眠周期，在每个周期里都会做梦，梦大多发生在快速眼动睡眠期。因此，一般情况下，人一夜会做 4～6 个梦。在过度疲劳、生病、面临困境或重大变动、焦虑、紧张等情况下，更容易做梦。所谓的"一夜无梦"，只是我们不记得自己做过梦。不过，如果经常觉得"夜长梦多"，则是睡眠质量不高的信号。如果噩梦过多，经常被吓醒，可能与疾病有关，应及时就医。

误区解读

1. "少食多餐"适合所有人

此说法错误。"少食多餐"就是减少每顿饭的食用量，增加每天吃饭的次数，有助于减轻吃得过饱带来的胃肠负担。对于老年人、糖尿病患者适当进行少食多餐是有好处的。老年人，消化功能衰退，一次性吃太多不容易消化，因此可以采用少吃多餐的饮食方式，每顿少吃点，适当加餐，既能减轻胃肠负担，也可以补充足够的能量。但是，对于胃炎、胃溃疡或者其他肠胃疾病的患者来说，少吃多餐会反复刺激胃黏膜，增加胃酸的分泌量，从而加重胃部疾病。

2. 没睡够的觉，可以补回来

此说法错误。偶尔短时间的补觉有用，但长期睡眠不好的人群补觉作用不大。比如昨晚值夜班没睡好，今天下午补个小觉，这种短时间的补觉是有用的，可以帮助休息。但需要注意，觉不能补多了，比如工作日没睡好，周末就一觉睡到下午甚至傍晚的做法是不明智的。另外，如果是长期睡眠不好、有睡眠障碍比如失眠（尤其是慢性失眠）的人群，要想通过白天补觉来弥补昨天晚上没睡好，这种做法也是非常不理智的。因为我们的总睡眠时间是一定的，白天睡多了，晚上就更睡不好。这样不仅不能补回失去的睡眠，还会打破正常的睡眠规律，加重对睡眠的焦虑。

3. 越早上床越容易睡着

此说法错误。养成良好的睡眠习惯非常重要，可以有效减少失眠的发生。不要让自己过度关注睡眠，等自己有睡意了再躺到床上，不要过早躺上去等瞌睡，要努力建立一种躺到床上就想睡觉的条件反射。

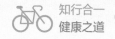

（三）接种疫苗　守护健康

　　张爷爷骑自行车去买菜，不慎撞到停到路边的垃圾车，所幸人没事，只是脚趾被垃圾车压伤。张爷爷并未就医，自行用酒精涂抹脚趾进行消毒处理。但几天后，张爷爷出现了吞咽困难、言语不清的症状，并越来越严重，出现不能吞咽、牙齿发紧、口水增多、颈项强直等症状。在医生仔细询问之下，家人回忆起了张爷爷脚趾的伤，诊断为破伤风后，转入医院 ICU 进行对症治疗，张爷爷才脱离危险。

 小课堂　‧‧‧‧‧‧‧‧‧‧‧‧‧‧‧‧‧‧‧‧‧‧‧‧‧‧‧‧‧‧‧‧

1.　什么是接种疫苗

　　接种疫苗，又称打预防针，是预防和控制传染病最经济、有效的方法之一。接种疫苗能够增强机体的免疫能力，提高自身的抵抗力，抵御病菌的侵袭，从而起到保护人体的作用。所以，每个人出生后都会有计划地接种疫苗，诸如乙型肝炎、麻疹、脊髓灰质炎等传染病就是通过疫苗接种得到了控制。

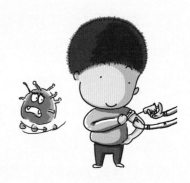
接种疫苗

2.　接种疫苗为什么可以预防传染病

　　疫苗是一种不会引起发病的病原制剂。人体接种疫苗后，免疫系统便产生相应的抗体与之对抗，可能表现出轻微的反应，比如发热、局部红肿和硬结等，也有些疫苗接种后几乎不会引起什么反应，或者是反应太轻微而未被察觉。当疫苗的免疫反应平息后，对应这种疫苗的特定抗体就会长时间地留在人体内，而另一类具有记忆功能的免疫细胞则将这种致病原的信息记录下来。当人体再次遭遇同一种致病原时，免疫细胞迅速调出这些"敌人"的"档案"，马上组织起有效的防御反应，相应抗体马上被调动来对付"敌人"。于是，这些致病原在作乱之前就被人体的防御体系给控制住了，疾病自然得到了预防。

3. 疫苗种类

疫苗有多种不同的分类方法，根据制备工艺的不同，通常可分为减毒活疫苗和灭活疫苗。减毒活疫苗是由毒力较弱的菌株或者病毒株制备而成，如麻疹疫苗；接种这种疫苗后，减毒株在体内存活、繁殖，从而刺激机体产生免疫反应，相当于一次自然感染的过程；这种疫苗免疫效果好，一般接种剂次数相对较少。灭活疫苗是采用人工的方法将病原体杀灭，但是保留其原有的能引起免疫反应的特性，人体接种后也能引发免疫反应，从而起到保护机体的作用。

随着生物化学、分子生物学以及生物工程技术的不断发展与进步，新型疫苗不断涌现，如多联或多价疫苗、重组疫苗等。多联多价疫苗由几种疫苗或者疫苗与类毒素按照一定比例混合而成，接种一针可以同时预防多种疾病，如百白破疫苗、麻腮风疫苗等。重组疫苗是在基因水平上制备的疫苗，有基因工程疫苗、基因重组疫苗等。

4. 接种疫苗有副作用吗

接种疫苗后，除了能够激活机体产生相应的抗体保护自身健康外，有时候还可能因为个体因素或疫苗自身等原因对机体产生不良的影响或者引发过敏反应，我们称之为预防接种不良反应。常见的预防接种不良反应包括一般反应和异常反应。一般反应由疫苗本身所固

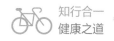
有的特性引起，主要有发热和局部红肿，同时可能伴有全身不适、倦怠、食欲不振、乏力等症状；异常反应是指合格的疫苗在实施规范接种过程中或者实施规范接种后造成的机体组织器官、功能损害。

为预防严重反应的发生，WHO 对某些人群或某些情况的免疫接种做出了规定：免疫功能异常（如免疫缺陷、恶性疾病）患者一般不推荐使用减毒活疫苗；正在患急性疾病或慢性病的急性发作期，或未控制的严重慢性病患者，建议延期接种疫苗；需要连续多剂接种的疫苗，如果在前一次接种时发生过敏或其他严重不良反应，应该取消其他针次的接种。

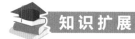 知识扩展

1. 打疫苗能防哪些病

如果可以未雨绸缪，提前采取措施预防疾病，无疑是性价比极高的"健康投资"。从疾病防控角度来说，接种疫苗是全社会共同预防、控制甚至消灭传染病的有效手段。除传染病外，接种疫苗还能预防部分慢性病（如宫颈癌等）的发生。在我国，疫苗分为免疫规划疫苗与非免疫规划疫苗。

2. 免疫规划疫苗

这类疫苗按照政府的规定接种，包括国家免疫规划确定的疫苗，各省（自治区、直辖市）人民政府在执行国家免疫规划时增加的疫苗，以及县级以上人民政府或者其卫生健康主管部门组织的应急接种或者群体性预防接种所使用的疫苗。目前，适用于儿童的国家免疫规划疫苗可预防 12 种疾病，适龄儿童可以免费接种。

我国儿童免疫规划疫苗种类及可预防疾病

疫苗	可预防疾病
卡介苗	结核病
乙肝疫苗	乙型病毒性肝炎
脊髓灰质炎疫苗	脊髓灰质炎
麻腮风疫苗	麻疹、流行性腮腺炎、风疹
百白破三联疫苗 / 白破二联疫苗	百日咳、白喉、破伤风
流行性乙型脑炎疫苗	流行性乙型脑炎（乙脑）
流行性脑脊髓膜炎疫苗	流行性脑脊髓膜炎（流脑）
甲肝疫苗	甲型病毒性肝炎

3. 非免疫规划疫苗

作为免疫规划疫苗的补充，非免疫规划疫苗可给人们提供更多保护，目前主要有 b 型流感嗜血杆菌疫苗、水痘疫苗、肺炎链球菌疫苗、流感疫苗、轮状病毒疫苗、肠道病毒 71 型（EV71）疫苗、戊肝疫苗、人乳头瘤病毒（HPV）疫苗、带状疱疹疫苗及一些特殊情况下应用的疫苗（如狂犬病疫苗、破伤风疫苗）等 20 余种，可自愿接种。

4. 哪些人需要打疫苗

（1）儿童：适龄儿童如果没有相关疫苗的接种禁忌，应按照国家和当地卫生行政部门公布的免疫规划疫苗接种程序接种疫苗。

（2）成年人：成年人也可以通过接种疫苗来强化自身免疫，常用的疫苗包括 HPV 疫苗、流感疫苗、23 价肺炎球菌多糖疫苗、带状疱疹疫苗等。

（3）特殊时期，特别对待：新型冠状病毒感染疫情来势凶猛，对人类健康造成极大威胁。在不到一年的时间内，多种类型的

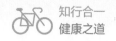
新冠病毒疫苗研发成功并获批上市，在人类与疫情的斗争中发挥了巨大作用，其对未来疫苗可预防疾病研究等的推动也将是巨大的。

 误区解读

1. **接种过疫苗就 100% 不会生病**

此说法错误。为了使疫苗安全，生产疫苗所使用的病毒或细菌都被灭活或减毒，没有一种疫苗的保护率是 100%。由于个体差异，也并不是所有人都能免疫成功。

2. **打疫苗有副作用，影响人体健康**

此说法错误。疫苗的研发与药品一样，投资巨大、研发周期长、上市审批严格；由于疫苗的使用对象为健康人群，要求比药品的制造技术复杂，生产周期更长，安全性要求更高。接种疫苗要求在医生专业指导之下，正确掌握接种禁忌，安全性是有保证的。

3. **成人不需要接种，疫苗是孩子的专利**

此说法错误。对于传染病的威胁，只要体内没有产生过抗体，任何年龄阶段都可能受感染。成年人是社会及家庭的支柱，更需要受到保护。

（四）举手之劳　成就大爱

大学刚刚毕业的小李想去献血，可妈妈坚决反对，说："献血会伤元气的，说不定还会感染疾病、发胖，听说可能还会影响生育……"

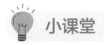 小课堂

1. 无偿献血，不会影响健康

首先，健康成年人定期献血对身体没有不良影响，这是医学界的共识。WHO 认为，一个健康的成年人献血不超过自身总血量的 13%，对身体没有不良影响。人体总血量占体重的 7% ~ 8%，一个健康成年人献血 200 毫升或 400 毫升，均在安全范围内。

其次，人体血液的所有成分本身就处在不断的新陈代谢过程之中。即便在未献血的情况下，人体每天也都有血细胞衰老死亡，被骨髓等所生产的新生血细胞所替代。

此外，人体循环血量的缓冲能力也很强，有 20% ~ 25% 的血液分布在肝、脾等脏器和组织内。献血后，肝、脾等器官的血液能及时补充血液循环，恢复血管内的循环血量；同时，机体会刺激造血器官加快制造新的血液，血液能在较短时间内得到补充。因此，献血对身体没有不良影响。

2. 什么人可以献血

为了保障献血者和受血者安全，对于献血者的选择十分必要。《中华人民共和国献血法》和《献血者健康检查要求》（GB 18467—2011）均作出了明确规定，提倡身体健康，年龄为 18 ~ 55 周岁的公民自愿参加无偿献血；对于既往无献血反应、符合健康检查要求的多次献血者主动要求再次献血的，年龄可延长至 60 周岁。体重：男性 ≥ 50 千克、女性 ≥ 45 千克。

此外，身体健康状况良好是参加献血的前提。如果有意献血者当日感觉不适，应暂缓献血。有意献血者正在患病之中，如出现呼

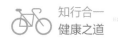

吸系统或泌尿系统的急性感染；或者因为某些慢性病而持续服药，应等待身体康复之后再参加献血。如果曾患重大疾病，建议咨询专业医生确认是否可以参加献血。

3. 献血前后，有哪些注意事项

献血者在献血前一天和献血当天，需要注意以下事项：①献血前清淡饮食，但切勿空腹献血。②献血前一晚要保证充足睡眠，放松心情。③献血前 2 天如有身体不适或正在服药治疗，应暂缓献血。④准备献血前可阅读一些献血宣传资料，以解除和减轻思想负担，避免献血时出现不必要的反应。⑤献血需携带本人身份证、军（警）官证、士兵证、护照、港澳通行证等有效证件。

献血结束后，正常工作和生活即可，但需要注意：①献血结束后不要急于从献血椅上快速站起，可先稍微活动下肢，适度紧绷腿部及髋部肌肉，促使静脉血液回流，有助于减少头晕等反应。②听从工作人员的指导，用食指、中指、无名指并伸，均匀压迫采血针眼处，持续 10~15 分钟，观察无渗血后再停止压迫，感觉良好没有不适再离开献血场所。③如果针眼处按压不当，偶有淤青发生，一般数周后即可自行吸收消散。可以采取先冷敷后热敷的方式促进恢复，即 24 小时内冷敷，24 小时后热敷。④献血后 4 小时内多饮水，12 小时内避免剧烈运动和用采血手臂提重物或过度用力。

知识扩展

1. 为什么要自愿无偿献血

血液，是临床上拯救患者生命的重要医疗资源，尚无法人工制造，只能来自健康爱心人士的自愿捐献。

自愿无偿献血是唯一安全的血液来源，这是世界各国的共识。虽然血液检测技术在不断进步，但限于科技与经济发展水平，目前并不能完全排除所有已知经血液传播疾病的风险，而且也无法排除未知的新发传染病的风险。

因此，对于献血者的健康征询，特别是出于利他主义精神的自愿无偿献血者对于自身健康与生活史的诚实回顾，是安全血液来源最有效的保障。而以经济或其他利益为动机的献血行为，则可能在献血健康征询时作出不真实的回顾，从而给血液安全带来隐患。

2. 无偿献血，为何用血要收费

献血是无偿的，但无偿献血后，血液需要做各种检测才能确定是否可以使用；比如：乙型肝炎表面抗原、丙型肝炎病毒抗体、梅毒螺旋体抗体、人类免疫缺陷病毒抗体、丙氨酸转氨酶（ALT）等检测。此外，血液的采集、制备、储存和发放等各个环节都会产生成本，真实情况是从献血到临床用血，除了献血无偿，其余部分都是有成本的，目前的收费完全无法覆盖成本，不足部分都由财政补充。全世界绝大部分地区都是如此。

《中华人民共和国献血法》第十四条明确规定：公民临床用血时，只交付用于血液的采集、储存、分离、检验等费用；具体收费标准由国家卫生行政部门会同国务院价格主管部门制定。无偿献血者临床需要用血时，免交前款规定的费用；无偿献血者的配偶和直系亲属临床需要用血时，可以按照省、自治区、直辖市人民政府的规定免交或者减交前款规定的费用。

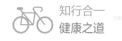
3. 什么是成分献血

通常说的献血是一次采集全部血液成分的过程，而成分献血是借助血细胞分离机采集某一血液成分（如血小板），同时将其他血液成分回输给捐献者体内的过程，是现代献血的新理念。

目前最常见的成分献血是单采血小板。血小板的主要功能是止血和凝血，如果人体中血小板的数量极低或者功能异常，就会发生自发性出血或出血不止，危及生命。白血病、再生障碍性贫血、淋巴瘤等患者在治疗时，就需要输注单采血小板。

每份单采血小板含有的血小板数量在 2.5×10^{11} 个以上，相当于 10～15 袋 200 毫升全血浓缩血小板的总量。与传统的浓缩血小板相比，单采血小板的临床应用更安全，受血者只需要接受一个献血者的血小板即可达到治疗量，可以降低发生 HLA 同种免疫反应和输血传染病的风险。国际上，成分献血是一种已经被广大无偿献血者所普遍接受的先进献血方式。

4. 血液成分大家族

血液在临床上扮演着救死扶伤的重要角色。在现代临床治疗中，献血者所捐献的全血在检测合格后很少直接输给患者，绝大多数都会在血站内被分离制备为各种血液成分，然后在医院输注给不同需求的患者。

给患者输注血液成分而不是全血，主要是因为每个患者的病情不同，对血液的需求也会不一样，如果把患者不需要的其他血液成分输给患者，不仅没有好处，还有可能会给患者带来副作用。

在医院里用于挽救患者生命的血液成分有很多种，是一个名副其实的大家族。在这个大家族内，最为人丁兴旺的主要有红细胞、血小板和血浆三个"大家庭"，它们分别衍生出了多个"兄弟姐妹"，如：红细胞家庭，就有悬浮红细胞、洗涤红细胞、冰冻红细胞、去白细胞红细胞和辐照红细胞等血液成分，主要用于车祸、意外或者生产导致的大出血患者；血浆家庭则有新鲜冰冻血浆、冷沉淀凝血因子、病毒灭活血浆等成员，用于烧伤或者烫伤或血液病患者；血小板用于治疗血液疾病或肿瘤等治疗导致的血小板数量减少或功能异常。

目前，临床上常规使用的血液成分达二十多种。我们相信，随着科学技术的进步，血液成分这个大家族会变得越来越庞大，也会给病患们带来更好的输血疗效。

 误区解读

1. **献血易得传染病**

此说法错误，流程管控很严格。

采供血机构对献血者抽血检验和采血时使用的采血器材都是经过严格灭菌的一次性医疗器具，其生产厂商经国家相关部门严格验收并批准，使用后的血袋、针头等医疗废弃物会进行集中销毁，不会重复使用，整个流程管控非常严格。因此，献血是安全的，不会感染疾病。

2. **男性献血影响生育功能**

此说法错误，生育能力与献血无关。

担心献血影响生育功能的想法没有任何科学依据，一个人有无生育能力，取决于生殖系统发育是否正常等因素，与献血并无关系。

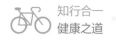

3. **献血致虚亏、贫血晕倒**

此说法错误，机体调节可很快恢复。

献血者按国家相关标准规定的间隔日期献血，不会引起贫血。每次献出的少量血液通过机体调节，很快就会恢复正常。而贫血是一种疾病，贫血的人不能参加献血。至于"晕倒"，并不是因为贫血，大多是由于心理紧张而导致的个别情况。

4. **献血后人容易发胖**

此说法错误，其实发胖多由过量进补造成。

献血发胖多由于献血后过量进补造成，只要献血后不改变饮食方式，不大吃大喝、大肆进补，不会因献血而发胖。因此，献血后要注意健康均衡饮食，切忌暴饮暴食。

答案：1. A；2. A；3. √

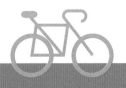

健康知识小擂台

单选题：

1. 随地吐痰容易传播疾病，原因是痰中有（　　）

    A. 病菌

    B. 黏液

    C. 灰尘

    D. 溶菌酶

2. 预防大部分传染病最有效、最经济的手段是（　　）

    A. 接种疫苗　　B. 加强营养　　C. 戴口罩　　D. 锻炼身体

判断题：

3. 无偿献血不会影响身体健康。（　　）

文明健康
自测题

（答案见上页）

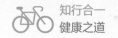

绿色环保

（一）环境整治除四害

蚊虫来自哪里

　　王阿姨退休后喜欢养花，家住 11 楼，家里常有蚊虫活动，小孙子也被蚊虫叮咬起红包。王阿姨感到疑惑：我家住 11 楼，哪儿来的蚊虫？

　　蚊虫来自积水。雌蚊将卵产在各种水体中，卵在水中孵化成幼虫，又称孑孓；孑孓在水中生长，每长大一龄脱一次皮，四龄幼虫化蛹，蛹羽化成成蚊。蚊虫一生中卵、幼虫（孑孓）、蛹 3 个阶段在水中生活，在最适宜温度下蚊虫完成卵至成蚊的过程大约需要 10 天时间。因此离开了水，蚊虫无从生长。

　　王阿姨喜欢养花，应该经常检查水栽植物、花盆底碟、浇花的水里是否有孑孓，有的话要及时处理。可以在生长蚊虫的容器中倒入开水，将蚊幼虫烫死后再倒入下水道，直接将有孑孓的水倒入下水道，会将蚊虫放生。底楼的居民可以将有孑孓的水倒在水泥地上，水一蒸发后孑孓就死了。也可购买具有农药登记证的灭蚊幼杀虫剂如 0.5% 吡丙醚颗粒剂（幼剋）、1% 双硫磷颗粒剂（安备），靶标为孑孓或蚊（幼虫），一般 1 平方米投放 1~2 克灭蚊幼杀虫剂颗粒。

高层居民家的蚊虫，可能是在同层或上下层之间的积水中生长的，也可能是蚊虫乘电梯或从楼道逐层飞上来的。居家可以安装纱门纱窗防蚊。

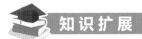 知识扩展

蚊虫中雌蚊吸血，吸血后的蚊虫卵巢才会发育。常见蚊虫有淡色库蚊、白纹伊蚊、中华按蚊、三带喙库蚊和骚扰阿蚊，其中白纹伊蚊（俗称"花脚蚊子"）白天吸血，可以传播登革热，喜欢在水质较清的各种小积水如缸、罐、竹节、泡沫盒、雨水井等中产卵、孳生。其余蚊种都是晚上吸血，传播乙脑的三带喙库蚊和传播疟疾的中华按蚊喜欢在水质较清的、较大型的水体如水稻田、茭白田中产卵、孳生；种类数量最多的淡色库蚊喜欢在较污的小至中型水体如水沟、雨水井、污水井等中产卵、孳生。

蚊虫控制的关键是清除积水，通过环境整治，清除垃圾及各种积水容器，将留用的容器倒扣或加盖，疏通沟渠，填平洼地等行动，可以根除蚊虫的孳生地。

清除蚊虫孳生地的活动要立体进行，除了地面之外，还要考虑屋顶、平台、雨棚等的积水；越来越多的地下空间里的排水沟、集水井成为蚊虫的理想孳生地。

对于不能清除的积水，可以通过放养观赏鱼或食蚊鱼来控制蚊幼虫。既不能清除又不能养鱼的积水可以定期投放灭蚊幼剂控制蚊幼虫生长。

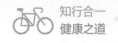
 误区解读

A 型血的人招蚊子

很多人认为蚊子"偏爱"某种血型的人，但目前这种说法并没有科学依据。实际上，蚊子不"挑"血型，不同血型的人被叮咬的概率相近。

蚊子是通过触角上的嗅觉感受器感受到人呼出的二氧化碳来寻找吸血对象的，因此呼出更多二氧化碳的人往往更容易被蚊子盯上。如新陈代谢较高的孕妇、小孩、肥胖人群等。另外，汗液中的 L- 乳酸、氨和尿素等化合物也对蚊子有吸引力；因此，爱出汗的人也会吸引蚊子。

家里怎么会有老鼠

老李家最近进了老鼠，厨房里放的土豆、客厅里的苹果总是被咬出一个个小窟窿，到处留下鼠粪。仔细查找，发现阳台上纱窗被咬出一个口子，看来老鼠是从这里进来的，那么老鼠离开了没有，在家里藏在哪里了？

 小课堂

老鼠可以通过建筑物上大于 0.6 厘米的孔洞缝进入室内，比如门缝、排气管道、空调管孔、下水道口等。所以，我们必须把建筑物上与外界相通的大于 0.6 厘米的孔洞缝都封堵掉，排气扇上也应该装上金属网。

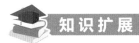 知识扩展

进室内的老鼠会不会主动离开

老鼠进入室内主要是寻找食物，一旦室内有食物，如粮食、瓜果蔬菜、饼干糕点、准备丢弃的厨余垃圾（湿垃圾）、桌面和地面的食物残屑等，老鼠就不会离开；如果室内还有杂物堆和隐蔽的空间，则老鼠就可能会在室内安家、传宗接代了。因此，若想老鼠不滞留室内，必须搞好室内环境整治，清除杂物、堆物，做好室内保洁，储藏好食物，厨余垃圾（湿垃圾）桶加盖并每日定时投掷到收集点。

灭鼠的关键措施是：封堵建筑物上大于 0.6 厘米的孔洞缝，断鼠粮，断饮水，环境无堆物、杂物。

 误区解读

老鼠吃了就死的鼠药是好鼠药

能让老鼠吃了短时间内就死的鼠药，称为急性灭鼠药物。其特点是中毒快，毒性发作时间短，中毒后来不及抢救，有些鼠药还没有特效解毒剂。老鼠属于哺乳动物，对老鼠毒性高的化合物，对人类及其他哺乳动物的毒性也极高。弃用急性灭鼠药物的原因有三点：一是毒性太高、不安全。二是老鼠生性狡猾、多疑，尤其是褐家鼠、黄胸鼠对熟悉环境中突然出现的物品，有天然的回避、不敢接近的行为，即新物反应；当它们观察到同伴吃鼠药后死亡的现象时，大多不再会去触碰同样的鼠药，这对一次期望达到 80% 以上灭鼠率的灭鼠行动来说是很失败的。三是国家对鼠药及杀虫剂实行

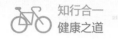

登记管理，目前已没有经农药登记的急性灭鼠药物可用了。

鸡块上的蝇蛆不应由店家负责

2019 年 7 月 14 日中午，某女士和家人打包了一份快餐回家，却发现鸡块里面居然有一窝蝇蛆。

2021 年 5 月 31 日，一位家长在网上反映，称在某快餐店购买的炸鸡生蛆，其 2 岁女儿因未注意而食用了生蛆的炸鸡，导致出现呕吐、腹泻症状。

那么，鸡块上的蝇蛆是不是应由店家负责呢？

 小课堂

"蛆"从何来，究竟是快餐店的卫生条件太差还是另有他因

苍蝇的幼虫在高于 42℃时都已死亡，无论是快餐店还是其他店铺，经过高温油炸的鸡块，不可能有存活的蝇蛆存在。

那么，鸡块上的蝇蛆只能是温度下降，变冷后染上的。但是，一般家蝇产卵后，在最适宜的温度下，大约需要 8 小时才能孵化出幼虫。鸡块上又是哪种苍蝇呢？苍蝇中的麻蝇是卵胎生，雌蝇直接产出幼虫，也就是"蛆"。

麻蝇的嗅觉很灵敏，当顾客拿到食物后，随着食物温度下降，麻蝇能够被数米到数百米外的食物吸引过来，飞至鸡块上产幼虫。

因此，买来的快餐要及时食用，如果没有及时吃完，应该密封冷藏。

知识扩展

　　苍蝇的孳生物可以细分为腐败动物、腐败植物、人畜粪便和生活垃圾。城市环境中生活垃圾中的厨余垃圾（湿垃圾）是苍蝇的主要孳生物。所以，养成干湿垃圾分离、湿垃圾密闭储存，及时运送处置、不乱丢垃圾，文明养狗捡拾狗便等好习惯，做好室内外保洁，储存好食物，都是可以不让苍蝇孳生的做法。

　　对于加工后直接食用的食物，要保存在苍蝇不能接触的环境中，具体说就是房间要有纱门、纱窗、门帘、风幕机，可以阻挡苍蝇入室，或者放在纱罩内。

X 误区解读

苍蝇一点益处都没有

　　在自然界，孳生在腐败动植物中的苍蝇有清道夫的美誉，可以帮助加快动植物的腐败和转化。有些蝇种可以代替蜜蜂传花授粉。

　　苍蝇还有一个益处就是可以帮助法医侦破凶杀案的发生时间或直接找到凶手。依靠苍蝇破案是源于其生物学特性。苍蝇的发育都是从卵期开始，经过幼虫期和蛹期的变态最后进入成虫期。从卵发育到成虫，在适宜的温度下，大约经过 7～10 天。这种周期性的变化规律有序准确，俨如一个自然时钟。

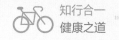
小故事　　苍蝇的破案功能

1995 年，巴黎郊外发现一具腐烂的女尸，法医判断其死亡时间约在半年前，而警方请来的昆虫学家，经对尸体上的苍蝇卵、蛹和幼虫的分析，并根据气候条件确认，死者死亡时间仅为一个月。据此，警方很快抓到了凶手，其供词证实，他行凶时间与昆虫学家的判断完全吻合。

我国古代，南宋时期的宋慈，在他的法医专著《洗冤集录》中收录一则案例：一个大热天，某村庄发生了凶杀案。宋慈赶到现场，发现凶手是用镰刀杀人的；于是他命令附近村庄的人都把镰刀带来上交，结果其中一把镰刀很快爬满了苍蝇；凶手的镰刀虽经冲洗，但上面还残留着血腥气，因而招来苍蝇。

每当谋杀案发生时，若尸体在空旷之地，苍蝇因极其灵敏的嗅觉，总能循味而至，成为第一"见证人"。这是由于死者的血腥味会以极小的分子形式随风传播，雌蝇在 1 500 米外就可以闻到尸体的气味，10 分钟内即循味而来产卵生蛆。

蟑螂打不死吗

宝妈昨天半夜起来看到客厅中央横行的巨型蟑螂，只能放弃喝水回屋找孩子爸爸，但两个人对视五秒后，默默熄灯睡觉了。毕竟全家都打不过它。

小课堂

为什么蟑螂打不死

蟑螂的适应能力特别强，能适应各种环境。蟑螂耐饥不耐渴，对水的需求比对食物更迫切，特别在高温场所，水对其生命更重要。蟑螂的食性很杂，但对含有淀粉、糖、油腻的食品更偏爱。

蟑螂的繁殖能力特别强，一只蟑螂一生大约会产下 4～8 枚卵鞘，每枚卵鞘平均可以孵化出 40 只小蟑螂。小蟑螂在出生 2 个月后就可以和妈妈一样繁殖后代了。不出意外的话，一只雌性蟑螂一年内可以留下约 100 000 只自己的后代。

知识扩展

蟑螂身体上会释放一种信息素，吸引同伴一起居住，所以，蟑螂一般都是一窝一窝的。

选择毒饵（胶饵）灭蟑，将毒饵投放（点施）在蟑螂出没的地方，如阴暗、潮湿、多缝隙、有食物的场所，按照量少、点多、分散的原则，每个点投放 0.5～1.0 克，或米粒、绿豆大小，间隔 0.5 米左右点一个点。一般蟑螂吃了毒饵后不会立即身亡，等回到窝里才暴毙。蟑螂若虫有吃死蟑螂的残体和粪便的习性，有些毒饵有"连锁效果"，吃了残体和粪便的蟑螂也会中毒死亡。这是能实现一窝端的灭蟑方法。

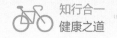

宠物犬身上的蜱、蚤

多名宠物犬的主人发现自家狗身上携带不少蜱，他们担心可能会对人造成伤害。李女士称，她替邻居照料的一只"大白熊"犬最近打蔫儿、消瘦，结果狗耳朵、颈部、身上趴满了指甲盖大小的灰黑色虫子，约百余只。李女士试着将虫子从狗的皮肉里挖出，并扔在地上用脚踩，结果全是血。

她带着狗到宠物医院进行检查，后被确认狗沾染了大量蜱。经过药物治疗后，部分蜱从狗身上脱落。

 小课堂

1. 蜱

蜱是哺乳类、爬行类、两栖类和鸟类等动物体表的专性寄生虫。蜱属于节肢动物门蜱螨亚纲，幼虫 3 对足，若虫和成虫 4 对足，虫体由颚体和躯体组成，无明显的头胸腹分段。蜱一生经历卵、幼虫、若虫和成虫 4 个时期。幼虫、若虫需要吸血才能生长，吸血后幼虫、若虫从宿主体上跌落草丛、树丛，胃血消化虫体增长一龄。待动物出现再附体吸血，成虫吸血后从宿主体上脱落、交配产卵。调查发现，一些郊野公园、市内公园和林带的草地上都有蜱，市民逛公园、遛狗时应引起重视，避免在草地上长久坐卧，离开时要检查衣服上、皮肤上、宠物身上有没有附着蜱。

蜱侵染多发于犬的腹部、头面部、耳部及背部，多部位并发感染病例也较多，遛犬后及时对犬进行梳毛、洗澡等，对预防传染性疾病有着重要意义。

如果被蜱叮咬，不宜强行拔除，可以向蜱体上滴1滴碘酊、75%乙醇或乙醚等，涂于寄生部位，使蜱窒息后用镊子拔出，拔出时镊子应紧贴皮肤并应使蜱体与犬的皮肤成垂直状，以避免蜱的口器断落在犬体内。

2. 蚤

除了染蜱之外，细心的主人会发现宠物犬身上有紫色的"砂子"，很可能是宠物犬染蚤了，"砂子"是跳蚤排的粪便。

蚤是体外寄生虫，能寄生在多种动物身上，尤其是鼠类，也可寄生于人体上，雌雄蚤都吸血。当宿主生病或死亡后，或者大量发生时会游离在地面，此时如有动物经过时会染上蚤。雌蚤交配后产卵，大多产于宿主毛内或巢穴的尘土中。幼虫蛆形，乳白色，无眼无足，多在阴暗地面、缝隙中及鼠洞、犬猫窝等处生长，化蛹。成虫羽化出茧需要刺激，如动物来临所带来的空气震动，接触压力或温度升高，均可诱导成虫破茧而出。居民区、单位内的流浪猫成为跳蚤的重要来源，需要加以管理。市民要勤检查宠物猫、犬，发现跳蚤，用外用灭蚤药液或洗液及时灭蚤，否则可能会造成室内跳蚤大量发生。环境灭蚤可求助专业虫害控制公司。

X 误区解读

被蜱、蚤叮咬后一定会得病

此说法错误。蜱可以携带和传播细菌、病毒、立克次体、螺旋体和寄生虫等上百种病原体。发热伴血小板减少综合征是由蜱传新布尼亚病毒感染引起的疾病，莱姆病是由蜱传伯氏疏螺旋体引起的

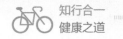
自然疫源性疾病。蚤可以传播鼠疫、地方性斑疹伤寒等疾病。

每个人都有被蚊虫叮咬的经历，但是并没有都得登革热、流行性乙型脑炎、疟疾等疾病，那是因为叮咬你的蚊虫没有携带相应的病原。因此，被蜱和蚤叮咬，并不一定会得病。然而在相关疾病发生的地区，被蜱和蚤叮咬，感染疾病的风险就会增高；避免被蜱和蚤叮咬就非常重要。如果去到有风险地区，涂抹驱蚊剂可以避免在2~3小时内被蜱蚤叮咬。

（二）环境清洁常通风

家住南方的王先生，前段时间生了一回病。夏季天气比较炎热，但家里的空调运行时总有一股霉味。于是，他将空调的过滤网拆了下来，打算看看怎么回事。不看不要紧，过滤网上不仅遍布灰尘，还到处都是斑斑点点的霉斑。王先生随手拿起湿抹布擦了起来，灰尘也在空中飞舞，王先生连打了好几个喷嚏。擦好放回去后，果然霉味轻了许多。谁知道，没过两天，王先生便开始发热，连续发热一个星期也不见好转。王先生这下慌了，赶紧到医院检查，经过检查、拍片、化验，被诊断为肺炎。

小课堂

居家是居民生活休息的主要场所，我们大多数人有一半以上的时间处于居家环境中，因此，居家环境与我们的健康息息相关。居家生活除了要做到经常开窗通风，勤洗衣物，对桌面、地板定时清洁外，还要关注居家空调、冰箱、洗衣机、抹布、菜板，甚至马桶的清洁消毒，以保证我们的身体健康。

1. 居家电器 / 用具存在哪些健康风险，如何清洁消毒

（1）空调存在哪些健康风险：空调已成为家庭生活中常见的电器，主要用来调节空气，使人体达到舒服的状态；但是相应地，也为细菌的生长繁殖提供了好的条件；而且，在封闭的空间中，空气无法同外界进行流通、交换，一旦空调孳生细菌，室内空气往往受到污染。上海市疾病预防控制中心公布的家庭空调污染状况调查结果显示，家用空调全部检测出致病细菌，主要分布在空调散热片、出风口、风轮等不易清洗的零部件上，检出的细菌最高达 91 259 个 / 厘米^2。

空调污染可直接引起过敏症，包括过敏性鼻炎、哮喘、外源性变应性肺泡炎等。空调污染还会导致室内空气污染，WHO 已将室内空气污染与高血压、胆固醇过高症及肥胖症等共同列为人类健康的十大威胁之一。室内空气污染可对人体的神经系统、呼吸系统、免疫系统造成危害，引发各种疾病或者使心脑血管等慢性病复发。

（2）如何科学清洁消毒空调：家庭空调一般情况下清洁过滤网就可以了，当怀疑散热片受到污染（开空调后出现异味），还需要对散热片进行清洁消毒。

每年在换季的时节空调首次开机前都应该进行彻底的清洁和 / 或消毒，但是在夏季和冬季，如持续使用空调，须对空调每月清洁消毒 1 次。

将窗户打开、通风，先用抹布把空调外壳擦拭一遍，然后把外壳打开，将滤网拆卸下来，在水龙头下反向将灰尘冲洗干净；如

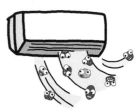

空调污染

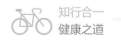
果灰尘黏附在滤网上，可将过滤网放入洗衣粉水里泡一会儿，用刷子刷洗，最后用流动的自来水对着过滤网冲一遍，用干净的抹布慢慢抹干，然后将洗净的过滤网装回空调内部，将空调外壳关闭即可。

空调散热片的清洗消毒应选择专用的空调消毒剂，依照使用说明书进行操作。具体可按以下步骤进行：①关闭空调电源，拔去插头，开窗保持室内空气流通；②打开空调表面面板，取下过滤网、空气净化过滤器，露出散热片；③扳去空调消毒剂喷头顶部保险片，充分摇匀瓶罐，离散热片约5厘米处，按上下顺序对整个散热片进行喷洗；④喷洗结束后等候15分钟左右，将过滤网装上后，再运转空调制冷程序15～30分钟，污水自动随排水管排出。

（3）冰箱存在哪些健康风险：冰箱是十分常见的家电，它是用来保鲜和冷藏食物用的。冰箱一般分为冷冻室和冷藏室，冷冻室在0℃以下，处于结冰状态，细菌一般不会生长繁殖。冷藏室常用冷藏温度是4～8℃，在这种环境下，绝大多数的细菌会停止生长。但有些细菌却嗜冷，如耶尔森氏菌、李斯特氏菌等在这种温度下反而能生长繁殖，假如食用了这类细菌污染的食物，就会引起肠道疾病。

冷藏室保存的食品比较杂，要防止冷藏室保存的食品受到污染，首先要根据感染风险大小进行存放，一般污染轻的、直接入口的、感染风险大的放在上层；污染重的、不直接入口的、感染风险小的放在下面。比如剩菜剩饭、婴儿食品要放在最上层；带包装的牛奶、香肠之类放中间；蔬菜、需解冻的肉类等，放在最下层。

（4）如何科学清洁消毒冰箱：对冰箱家庭日常一般只要清洁即可，用干净的湿抹布进行定期的清洁工作，如果有污渍及时进行清洁。但在以下情况下，需要进行消毒：①冰箱内有严重异味，须对整个冷藏室进行清洁消毒；②放鸡蛋的地方属于污染区，最好吃完一批就消毒一次；③封条发霉、有黑斑，代表有霉菌污染，及时对封条进行消毒。

对冰箱整个冷藏室进行清洁消毒时，可先将所有的冷藏食品取出，将所有搁板、架子等取出洗净，用抹布清洁冷藏室内表面，再用5%的84消毒剂与水1∶99稀释后对搁板、架子和内表面进行擦拭消毒，30分钟后再用清水抹布重新擦拭一遍去除消毒剂残留，即可将所有食品再依次分层放回。单纯对冷藏室进行清洁消毒不需要切断电源。

（5）洗衣机存在哪些健康风险：普通家庭生活都离不开洗衣机，也是家庭使用最频繁的电器之一，其中清洗的衣物和被单等织物均与人密切接触。2012年中国疾病预防控制中心对北京市和广州市小学生日常穿着的衣物细菌污染水平检测表明，小学生日常穿着的衣物总体细菌污染指数为2.48；其中很轻污染的占5.8%，轻度污染的占50.9%，中度污染的占29.7%，重度污染的占12.7%。而衣物的污染可能与洗衣机污染有关。

2015年中国疾病预防控制中心对北京市采集115台洗衣机洗涤水水样检测发现同样存在污染。检出细菌多达17种，多数为条件致病菌。检出最多的为铜绿假单胞菌（66.67%），其次是金黄色葡萄球菌（60.00%）、大肠埃希菌（53.33%）。并且洗衣机的使用年限越长，污染越严重。这些条件致病菌、真菌对妇女和儿童危害最大；特别是儿童，它会引起一些细菌性的皮肤病比如脓疱疮、毛囊炎、疖疮等。

由于结构的原因，无论是波轮洗衣机还是滚筒洗衣机，其内筒底部、外桶底部等部位不易干燥，细菌沉积后易在此生长繁殖形成生物膜，一旦形成生物膜，生物膜在漂洗干燥过程中会脱落，就会再次污染洗干净的衣物。

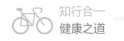
（6）日常如何去除清洗洗衣机生物膜：定期拆洗有加热功能的洗衣机；定期用加热功能进行洗衣（但水温要达到75℃保持30分钟或80℃保持10分钟或90℃保持1分钟）；定期（每月）用合格的洗衣机消毒剂，根据产品使用说明书对洗衣机进行消毒（不放任何衣服）。

（7）抹布存在哪些健康风险：衣食住行，厨房在一个家庭中扮演着重要的角色，一道道香喷喷的美食都出自厨房。但因有油烟水渍，其也是最难清理的地方。清洁厨房最常见的工具就是抹布，可如果做不好抹布的清洗消毒，只会导致越擦越脏。

有调查结果报告，在收集检验的数千块海绵、棉布和毛巾材质的洗碗布上，发现隐藏的细菌高达上亿个，更检出包括大肠埃希菌、金黄色葡萄球菌、白色念珠菌、沙门氏菌在内的19种条件致病菌。其他调查研究也发现，在44%的家庭厨房水槽，海绵和抹布的样本中检出粪大肠菌群，洗碗布往往成为厨房致病菌的储存器和载体。

（8）抹布清洁消毒有哪些小妙招：将抹布按照不同的用途归类使用。不同的地方细菌分布种类和数量极大不同，用不同的抹布擦洗不同的地方会更卫生。厨房至少应有3块抹布，台面和水池、刀具和碗碟及干燥等分别"专布专用"，可选择不同的颜色区分不同使用功能的抹布。比如：将擦洗灶台、水池的抹布与洗碗、洗锅的抹布分开用，将洗碗、洗锅的抹布与最后擦洗碗碟的干抹布分开用等。用不同颜色的抹布擦洗不同的区域，做到专布专用，避免二次交叉感染。

不要将抹布放在湿润的水池或灶台上，每次洗完碗后要彻底清洗后晒干。细菌对湿润的环境情有独钟，所以要避免将抹布随手放在水池或灶台上。每天洗完锅碗瓢盆后，要用洗洁精在热水中把抹布彻底清洗干净，然后将其放在通风处晾干。

勤更换，厨房抹布每隔 2 周更换 1 次。如果不能及时更换，应注意抹布在日常清洁处理中，定期采用一些简便易行的消毒措施：①煮沸消毒，用沸水煮洗碗布，一般 5 分钟，其中可加入一些小苏打，待冷却后晾干；② 84 消毒液浸泡，一般取 5% 的 84 消毒液 10 毫升兑水 990 毫升（500 毫克 / 升），浸泡 15 ~ 20 分钟为宜，时间太长会导致抹布损坏，浸泡完毕后须用清水洗净后晾干。

（9）菜板存在哪些健康风险：菜板（砧板）是家家户户厨房里必备的用具，菜板上凹凸不平的刀痕，犹如无数个阴暗潮湿的"洞穴"，适宜的温度、残留的水分和食物残渣，都为细菌和真菌提供了适宜的生长环境。有调查研究时就发现，41% 家庭的菜板都存在大肠埃希菌污染，其中 14% 的家庭污染程度比较严重。如果菜板生熟不分的话，极易造成感染。

（10）如何防止菜板成为感染来源：菜板应分类使用。最好将熟食、水果、生食的菜板分开，至少要分生食和熟食两个菜板。生食的污染物，如蔬菜上虫卵、肉食残留、动物血等存在菜板上，就可能被菜板上其他熟食裹挟，让细菌直接进入人体，造成伤害。

及时清洗晾干。由于细菌和真菌在潮湿的情况下易生长繁殖，平时清洗和保存菜板首先要选择通风、干燥的地方，每次使用后及时清洗并晾干。

悬挂放置。很多人习惯把菜板立在操作台上，这样其接触部位就会容易孳生细菌。平时不妨采取悬挂的方法，将菜板悬挂在通风的地方。

经常更换。如果条件允许，木质菜板每 3 个月就可更换 1 次。

（11）马桶（坐便器）存在哪些健康风险：无论是甲型病毒性肝

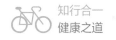

炎、细菌性痢疾、伤寒等传统的肠道传染病，还是手足口病、诺如病毒引起的感染性腹泻等，患者感染期间，粪便往往带有相应的病原体，极易通过马桶进行人与人之间的传播。因此，马桶是我们居室主要的污染源，作为卫浴间的重要洁具，我们对它的清洁工作也要足够重视。

（12）马桶使用及清洁时有哪些要点：冲水时要盖上马桶盖。冲水时马桶内的瞬间气旋会形成气溶胶，要是冲水时马桶盖没盖上，会将病原微生物带到马桶周围空气中，而且会在空气中停留几个小时，落在墙壁、牙刷、漱口杯和毛巾等上面，所以要养成冲水时盖上马桶盖的习惯。

清洁马桶时按照从清洁到污染的顺序。清洁时依次从水箱盖、按钮、马桶盖、马桶圈，再到马桶桶体。马桶圈是人们皮肤直接接触的地方，要重点清洁，最好每次清洁后进行消毒。

马桶刷要保持清洁干燥。马桶刷每次刷完污垢，刷子上难免会沾上脏物，如果不注意清洁和干燥，它也会成为污染源。最好马桶刷用后应将其冲洗干净，把水沥干，用消毒液浸泡消毒后，悬挂起来，不要随便放在角落里，也不要放在不透风的容器里。

2. 为什么要经常开窗通风

（1）室内空气污染的来源：室外大气污染物通过自然通风和换气进入室内，这类污染物主要来自工业企业和交通工具的废气排放。植物花粉随风进入室内，也是一种污染，可引发过敏性鼻炎、哮喘等疾病。

在室内吸烟会产生烟草烟雾，严重威胁人体健康，可引发呼吸、心血管等系统的疾病。

装饰装修材料及家具是室内空气污染的重要来源。比如，油漆、涂料、胶合板、刨花板等材料中均含有甲醛、苯、甲苯、二甲苯等挥发性有机化合物，而且会持续散发，短时间内其浓度很难降低。

洗涤剂、消毒剂、杀虫剂等的不当使用，会污染室内空气，危害人体健康。香薰、焚香等过度使用，同样可能对健康不利。

门窗密闭性好，室内温度适宜、湿度大，可为真菌和尘螨等致病微生物在床铺、地毯等处提供良好的生长条件。此外，宠物活动也是室内有害物质和致病微生物的重要来源。

烹饪过程中，高温煎炒产生的油烟具有一定的致癌作用，燃气燃烧不彻底也会影响空气质量。

空调、加湿器等家用电器使用不当，会导致室内环境二次污染。

（2）门窗通风应注意：开窗通风可每天上、下午各通风一次，每次30分钟左右。以下5个时刻最应该开窗通风。

1）起床后：但开窗的时间不宜太早，尤其在城市里，早晨6、7点空气中的污染物浓度仍较高，最好8点后再开窗换气。

2）做饭时：做饭时不仅要打开抽油烟机，还要开窗通风，最好让空气产生对流，做饭后也要继续开窗通风至少10分钟，避免油烟沉积在家中。

3）洗完澡：洗澡时卫生间里水汽凝结，湿度很大，必须及时通风干燥，否则极易产生大量霉菌，威胁健康。

4）扫除时：打扫房间时，室内隐藏的大量细菌、尘螨、皮屑便会漂浮在空中，使用吸尘器时污染物也会被扬起。此时最好戴上口罩，并开窗通风，以免吸入。

5）睡觉前：睡前开窗10分钟，能改善室内空气，增加氧气含量，有利于睡眠。睡觉时，在确保安全的情况下，可将窗户开一条

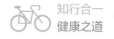
缝，让新鲜空气进入卧室。

窗开得越大通风效果越好。一般最好开到窗户的极限，这样外面的空气能最大程度地进入房间，使居室空气更快速地换新。通风时，最好形成空气对流，可打开家中距离最远的窗户或门，让流动的空气穿过整个房间。

 知识扩展

1. 日常如何防止洗衣机生物膜的形成

每次洗衣后将洗衣机盖或门打开，保持洗衣机内部干燥。当然，洗衣机尽量放置在通风干燥的地方。

2. 什么时候需要更换菜板

一般情况下，当菜板上出现过多刀痕、材质变色、表面不光滑等现象时，就需要及时更换。

3. 什么情况应避免开窗通风

雾霾和沙尘天气，室外大气污染较重，应关闭门窗；下雨和大风等气象条件容易加重空气污染，应等雨过天晴、空气清新时再开窗通风；在早、晚交通高峰时段，汽车排放的尾气会使空气质量变差，如果居住在交通主干道附近且楼层较低，应关闭门窗。

 误区解读

1. 早晚开窗

这种做法是错误的。很多人习惯早晨起床开窗和晚上回来开窗，据研究测试，城市里两个空气污染高峰一般在日出前后和傍晚，此时是最不宜开窗的时间。而两个相对的空气清洁时段是上午10时和下午3时左右，建议大家在此时间段多开窗。

2. 嫌冷不开窗

这种做法是错误的，再冷也要开窗通风换气。

一个人在正常情况下每小时要呼出22升二氧化碳，如果通风不良，这些人体呼出的二氧化碳就会集聚在室内，影响健康。因此，建议冬天也要适时开窗通风。

3. 睡觉不开窗

这种做法是错误的，睡觉时窗户可适当开条缝。睡觉时，很多人总喜欢关门闭窗，以免受寒着凉。实际上，睡觉时窗户尽量开条缝，但要避免对流风，不要让风直接吹到身上。生病或遇到大风、大雨等极端天气不宜开窗。

4. 有空气净化器就没事了

此说法错误。目前，市场上一般的空气净化器只能除尘、除油烟和异味，稍微好一点的能够杀灭细菌和病毒。然而，长时间在封闭空间使用空气净化器有可能造成二次污染，当空气质量好转，就没必要长时间开启空气净化器，应以自然通风为最优选择。

（三）饮水安全需保障

有一群年轻的身影活跃在饮水卫生监督第一线，承担着保障居民饮水安全的重任，他们就是"饮水健康卫士"青年突击队。

针对老式居民小区二次供水设施陈旧，维护管理较为困

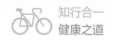

难，青年突击队每年都会开展饮水卫生管理培训，进行卫生巡查和服务指导，消除卫生安全隐患。在二次供水设施建档的专项工作中，面对平改坡后攀爬困难的屋顶水箱，队员们不畏艰难，爬上一幢又一幢小区楼顶，记录关键数据，摸清每个水箱的"生辰八字"，让居民放心。

 小课堂 ●●●●●●●●●●●●●●●●●●●●●●●●●●

1. 为什么饮用水安全至关重要

水是构成人体的重要组成部分，是七大营养素（矿物质、脂类、蛋白质、维生素、碳水化合物、水和膳食纤维）之一，在人体中参与食物的消化和吸收、体内代谢及代谢产物的排泄、体温调节，并保持关节、肌鞘器官的润滑和柔和等，是维持生命和新陈代谢必不可少的物质，对人体健康起着重要的作用。饮用水质不达标的水，容易引发腹泻、霍乱、伤寒、病毒性肝炎、痢疾等传染病和氟中毒、砷中毒等地方病。因此，科学、合理、安全的饮用水，才能保障生命的健康生存。

获得安全饮用水是人类生存的基本需求，保障饮用水安全是维护公众健康的基本条件。随着人口增长、社会经济发展以及人们生活水平的提高，对优质清洁饮用水的需求与日俱增，减少排污、防治水污染、保护水生态、节约用水、合理使用水资源至关重要。

2. 什么是安全的饮用水

生活饮用水是指人类饮用和日常生活用水，包括个人卫生用水如洗澡用水、漱口用水等，但不包括水生物（如养鱼）用水以及特殊用途的水。安全饮用水指的是一个人终身饮用，也不会对健康产生明显危害的饮用水。根据 WHO 的定义,所谓终身饮用是按人均寿命 70 岁为基数,以每天每人 2 升饮水计算。

如果水中含有害物质,这些物质可通过直接饮用或在洗澡、漱口时通过皮肤接触、呼吸吸收等方式进入人体,从而对人体健康产生影响。

卫生部门主要依据《中华人民共和国传染病防治法》《生活饮用水卫生监督管理办法》《生活饮用水卫生标准》(GB 5749—2022)等对饮用水进行卫生监督。我国现行的《生活饮用水卫生标准》对生活饮用水水质有严格的卫生要求,即①感官性状良好:透明、无色、无异味和异臭,无肉眼可见物,这是判断水质及其可接受程度的首要和直接指标;②流行病学上安全:不含有病原微生物和寄生虫卵,以防止介水传染病的发生和传播,确保水质微生物学质量的安全性;③化学组成对人无害:水中所含的化学物质(如重金属、氟化物、消毒副产物等)含量可确保人群终身饮用不会造成急性中毒、慢性中毒和远期危害;④水中放射性物质不得危害人体健康;⑤生活饮用水应经消毒处理,以杀死或灭活致病微生物,保证饮用水安全。

饮用水有下列情形之一的,禁止供给饮用。

(1)混有异物,出现异色、异味或者其他感官性状异常,可能对人体健康有害的。

(2)有毒、有害物质含量超过国家卫生标准的。

(3)含有寄生虫、微生物等,有可能引起疾病的。

(4)与不符合卫生标准和卫生管理要求的供水设施及用品直接接触的。

(5)未经卫生检验的。

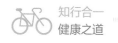
知行合一
健康之道

（6）因防病等特殊需要，经市或者区、县人民政府批准停止供水的。

3. 饮用水安全面临的环境风险

提供安全饮用水是世界正面临着的几大水资源问题之一，饮用水水源水质状况对保障饮水安全、维护人民群众生命健康具有重要意义。随着我国工业化和城市化的发展，人类活动对水环境的影响强度增大，饮用水安全问题日益突出，主要环境风险包括：①饮用水水源地污染。城市化开发、工业污染、农业面源污染以及特定风险源等都是威胁饮用水水源地安全的因素，饮用水水源地的环境保护和污染防治面临严峻形势。②消毒副产物危害。用于自来水消毒的化学消毒剂能与水中存在的有机物发生反应，生成大量具有潜在健康危害作用的消毒副产物，如挥发性三卤甲烷和非挥发性的卤乙酸。③突发性水污染事故。突发水污染事故会造成水源污染甚至城市水危机，对城市供水和饮水安全产生负面影响，给地方经济和居民健康造成重大危害。

4. 如何保障饮用水安全

饮用水水源水质水量保障、供水系统的稳定运行以及末梢水的严格管理和使用，构成我国饮用水安全保障工作的三大环节。保障饮水安全可包括以下几方面：①饮用水水源地水质是最基础的保障，应采取必要的污染防控措施，严禁任何危害水源水质的建设项目或施工活动，以及一切污染水源水质的生产生活行为。②饮用水的供水过程必须符合卫生要求且饮用水要消毒以保证安全。我国目前饮用水消毒的方法主要有氯化消毒、二氧化氯消毒、氯胺消毒、紫外线消毒和臭氧消毒。消毒剂的主要副产物有氯仿、二氯乙酸、氯化氰、溴酸盐、甲醛和亚氯酸盐等。消毒的同时，应保证饮用水中的消毒副产物不得超过相关标准规定。③如遇饮用水出现异常，应立即向所在地的卫生监督部门报告情况，并在其指导下妥当用水或停止用水。同时还应告知居委会、物业部门和周围邻居停止使用。如不慎饮用了被污染的水，应密切关注身体有无不适；如出现异常，应立即到医院就诊。各级疾病预防控制中心和环保部门对水质进行检测，在判明污染原因、消除异常后才能继续使用饮用水。

知识扩展

1. 目前我国居民的饮用水主要有哪些

目前，我国居民的饮用水主要有自来水、纯净水、人造矿化水、矿泉水和天然水。其中，自来水是直接取自天然水源（地表水、地下水），经过一系列处理工艺净化消毒后再输入到各用户，是目前国内最普遍的生活饮用水。纯净水一般以城市自来水为水源，把有害物质过滤的同时，也去除了钾、钙、镁、铁、锌等人体所需的矿物元素，不宜多喝。矿泉水是指从地下深处自然涌出或人工开采所得到的未受污染的天然地下水。矿泉水含有一定的矿物盐、微量元素和二氧化碳气体，容易被人体吸收，适量饮用矿泉水对身体健康有益。

2. 为什么自来水会出现乳白色

自来水在高压密闭的管道中输送时，管道中的空气会因高压而溶入水中，当自来水从水龙头中流出时，水中的空气会因恢复到常压而被释放出来，从而形成无数的微小气泡，使水的外观呈乳白色，放置片刻后，即会澄清，不影响饮水卫生。

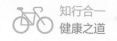

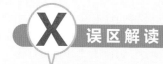 **误区解读**

1. 喝饮料等于喝水

此说法错误。饮料的主要功能是补充人体所需的水分，同时带给消费者愉悦的味觉感受。但是很多饮料产品都含有糖和蛋白质，又添加了香精和色素，饮用后会降低食欲，影响消化和吸收。同时，多数饮料都含有一定量的糖，大量饮用饮料（特别是含糖量高的饮料），会在不经意间摄入过多能量，造成体内能量过剩。有些人尤其是儿童青少年，每天喝大量含糖的饮料代替喝水，是一种不健康的习惯，应当改正。

2. 口渴了才喝水

这种做法是错误的。我们每天都需要喝水，如果身体里面的水分摄取不足就会对身体健康造成危害。然而，只有在口渴的时候才想到喝水，这样做是错误的。因为只有当身体缺水到达一定程度才会向神经发出信号，让我们感觉到口渴。正确的喝水方式应当每隔一段时间喝适量水，不要等口渴了才喝，同时也不要一次性喝太多水。

（四）绿色低碳应践行

某社区以老旧小区改造为契机，将"绿色、环保、低碳"的理念贯穿始终，从绿色能源、资源循环利用、低碳出行、智慧生活、互助共享、低碳文化等方面，对社区节能设施、居住环境进行全方位升级改造。

通过安装屋顶光伏发电系统、太阳能路灯、节能路灯，帮助社区减少碳排放；安装电动车换电柜，建设自行车、电瓶车车棚并配置充电桩，鼓励低碳出行；进行雨污分流改造，安装智能垃圾回收箱和分类垃圾亭，高效利用资源，做好废物回收；鼓励互助共享，构建新型邻里关系，共建低碳新时尚；安装光伏智能快递柜，智能收取快递，在节能低碳的同时方便居民生活；向居民发放节能灯，通过节能家电换购的方式鼓励居民使用节能电器。在社区入口和广场上设置"低碳社区、共建共享"等醒目标识；安装体感互动大屏和互动投影墙，内置低碳互动游戏和低碳宣传视频，通过科技手段提升低碳宣传效果；建设低碳宣传栏、低碳宣传墙绘，安装低碳宣传花草牌，提醒居民践行低碳生活；开展低碳大讲堂、节能家电换购等低碳宣传活动，发放低碳生活手册和低碳宣传纪念品，让低碳理念深入人心；录制低碳宣传视频，展示社区低碳成果。结合小区历史文化，改建集低碳空间、气象博物馆、党史教育基地于一体的"初心小院"；提升小区绿化设施，利用废旧物品打造景观小品和休闲健身设施，安装太阳能座椅，建设低碳游园，营造低碳生活氛围，社区居民纷纷表示，践行绿色低碳生活已成为一种新时尚。

 小课堂

1. 什么是绿色低碳生活

绿色生活，指以通过倡导居民使用绿色产品，倡导民众参与绿色志愿服务，引导民众树立绿色增长、共建共享的理念，使绿色消

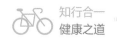
费、绿色出行、绿色居住成为人们的自觉行动，让人们在充分享受绿色发展所带来的便利和舒适的同时，履行好应尽的可持续发展责任的方法，实现人民群众按自然、环保、节俭、健康的方式生活。

低碳生活，是指日常生活中减少能量耗用从而降低二氧化碳的排放，以减缓温室效应，它是一种低能量、低消耗、低开支的生活方式。具体地说，低碳生活就是在不降低生活质量的前提下，通过改变一些生活方式，充分利用技术手段以及清洁能源，减少煤、石油、天然气等化石燃料的耗用，减少能耗，降低二氧化碳排放量。

绿色低碳生活是当今社会大力提倡的生活方式，绿色低碳生活代表着更健康、更自然、更安全，返璞归真地去进行人与自然的活动。

2. 为什么要提倡绿色低碳

人类进入工业文明时代以来，在创造巨大物质财富的同时，也加速了对地球生态的破坏，来自交通、能源、制造业的碳排放以及人类的日常消耗都在不断给地球施压。我们生活的地球正面临着多重威胁：海平面上升、植被退化、冰川融化、极端降水等；全球灾难性气候变化屡屡出现，已经严重危害到人类的生存环境和健康安全。面对如此严峻的情况，我们必须节能低碳，保护我们唯一、共同的地球，建设美丽家园。

"十三五"期间，我国积极参与国际社会碳减排，主动顺应全球绿色低碳发展潮流，绿色低碳发展取得积极成效，在全球气候治理中的影响力和引导力显著增强，并于 2020 年做出了碳达峰和碳中和的承诺。"十四五"时期，我国生态文明建设进入了以降碳为重点战略方向、促进经济社会发展全面绿色转型的关键时期。以更有力措施控制二氧化碳排放，有利于推动资源高效利用和绿色低碳发展，有助于健全绿色低碳循环发展的经济体系，促进经济、产业、能源、运输、消费结构调整，实现经济发展和应对气候变化的双赢。

营造人人向往的绿色低碳生活，是大国肩负的责任，更是每一个公民的理想与情怀。日常生活中一点一滴有意识的减排行动都能让我们生活的这个世界更加绿色。以出行一万公里为例，如果用地铁、公交代替中等排量小汽车，减排的二氧化碳将超过 2 000 千克；同样，减少一千双一次性筷子使用，可以减排 16 千克二氧化碳；而少用一千小时空调，可减排 50 千克二氧化碳。从身边小事做起，关注节能、关注低碳、关注绿色，我们每一次的减量都是低碳生活的巨大进步。

3. 如何践行绿色低碳

对于普通民众来说，绿色低碳生活既是一种生活方式，同时更是一种可持续发展的环保责任。低碳生活方式并非遥不可及，甚至离我们很近。全社会应共同行动，从节约能源、低碳出行、绿色消费等身边小事做起，积极提倡并践行绿色低碳生活理念，共建绿色家园和美丽中国。

（1）日常节能：养成节约用电的习惯，电器不使用时及时关闭电源，出门前随手关灯，尽量选择低耗节能产品。合理使用空调、电风扇等家电，夏季空调设定最佳温度 26℃；鼓励一水多用，提倡洗菜水浇花、淘米水洗碗筷等。

（2）低碳出行：家庭用车应优先选择新能源汽车或节能型汽车，尽量减少使用私家车，优先步行、骑行或公共交通出行，多使用共享交通工具等绿色低碳的出行方式；尽量少乘电梯，较低楼层间走动改走楼梯。

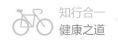

（3）垃圾减量：电子商务、快递、外卖等行业应优先采用可重复使用易回收利用的包装物，优化物品包装，减少包装物的使用，并积极回收利用包装物；严格执行垃圾分类，提倡回收塑料瓶和闲置衣物等行为。

（4）绿色消费：消费者可优先选择绿色产品，尽量购买耐用品，提倡使用玻璃、纸、铝等再生原料的产品，减少购买和使用一次性用品；邮寄快递时使用绿色包装、减量包装，购物时使用环保购物袋，减少使用塑料购物袋等一次性塑料制品；抵制餐饮浪费。

 知识扩展

1. 为什么设立全国低碳日

2013 年 6 月 6 日，国家应对气候变化战略研究和国际合作中心召开媒体通气会，确定 2013 年 6 月 17 日为首个"全国低碳日"，并启动"低碳中国行"活动。"全国低碳日"旨在坚持"以人为本"的理念，加强适应气候变化和防灾减灾的宣传教育，普及气候变化知识，宣传低碳发展理念和政策，鼓励公众参与，推动落实控制温室气体排放任务。

2. 我国的清洁能源发展目标

长期以来，我国大部分工业部门的发展立足于以煤炭资源为主的能源基础。近年来我国大力发展清洁能源以改变能源结构。从 2012 年到 2020 年，我国能源结构中煤炭占比从 68.5% 降至 56.8%，年均降 1 个多百分点；非化石能源占比从 0.7% 上升至 15.6%，年均增长 0.7 个百分点。

目前，我国化石能源占整个能源消费比重超 8 成，到 2025 年，非化石能源消费比重计划达到 20% 左右；到 2030 年，非化石能源消费比重达到 25% 左右；到 2060 年，非化石能源消费比重将达到 80% 以上。

3. 碳达峰、碳中和是什么

碳达峰（peak carbon dioxide emissions）就是指在某一个时点，二氧化碳的排放不再增长达到峰值，之后逐步回落。碳达峰是二氧化碳排放量由增转降的历史拐点，标志着碳排放与经济发展实现脱钩，达峰目标包括达峰年份和峰值。这个时间点并非一个特定的时间点，而是一个平台期，其间碳排放总量依然会有波动，但总体趋势平缓，之后碳排放总量会逐渐稳步回落。

碳中和（carbon neutrality），是测算在一定时间内，人类活动直接或间接产生的温室气体排放总量，通过植树造林、碳捕集与碳封存技术、节能减排、产业调整等形式，抵消自身产生的二氧化碳排放，实现二氧化碳的"零排放"。简单地说，也就是让二氧化碳排放量"收支相抵"。碳中和目标可以设定在全球、国家、城市、企业等不同层面。狭义指二氧化碳排放，广义也可指所有温室气体排放（二氧化碳当量）。

2020 年第七十五届联合国大会上，我国向世界郑重承诺力争在 2030 年前实现碳达峰，努力争取在 2060 年前实现碳中和。

4. 碳中和与健康有什么关系

WHO 在 2021 年 10 月发布的一份气候变化与健康特别报告中指出：气候变化是人类健康面临的最大威胁。气候危机是地球上所有人都面临的最紧迫的突发卫生事件之一。

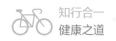

以空气污染为例，若将能源从燃煤转向可再生能源，可以减少空气污染，特别是燃煤造成的空气污染。WHO公布的数据显示，全球每年死于空气污染等环境风险的人约1 370万人。若将空气污染水平降低至WHO的标准内，全球与空气污染有关的死亡总人数可减少80%。

气候变化导致许多地方出现异常高温。如2021年6月，美国和加拿大太平洋西北地区的人口受到创纪录的热浪影响，造成1 000多人死亡。老年人和儿童是最容易遭受高温影响的群体。2019年，全球大约有35万人死于与高温有关的疾病。

气候变化使得更多人生活在气候敏感、疾病肆虐的地方。不断上升的温度，加上全球范围内动植物栖息地的破坏，给各种传染病一个进化和扩张的机会。全球变暖增加了真菌生存环境的平均温度，这将帮助它们更适合入侵人类的内脏或呼吸道。

与此同时，携带病毒的蚊子正在向温带和高海拔地区迁移，它们的生活周期加快，它们的叮咬行为加剧。在发展中国家，自20世纪50年代以来，传播疟疾的季节已经延长。如果碳排放量没有减少，到21世纪末，全球将近90%的人口将面临疟疾和登革热的风险。

因此，实现碳中和，能化解气候危机，大大提升人们健康水平，减少疾病的发生。

 误区解读

碳减排是政府和企业的事情，与个人无关

此说法错误。低碳发展并不完全是政府的事，碳减排也不光是企业的责任，低碳生活就在我们身边。节约每一张纸、每一度电，装修中少用装饰灯、选用节能灯管，这些都是普通人可以做的。它带来的好处也是实实在在的，最直接的影响是我们所生活的环境变好了。低碳生活并不意味着降低生活水平，比如夏天空调调至26℃，既保证了正常生活工作的需要，也能最大程度节能。低碳生活方式其实就是要求我们对浪费的生活方式有所制约。

答案：1. B；2. C；3. ×

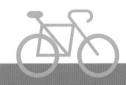

健康知识小擂台

单选题:

1. 夏季天气炎热,家庭内空调持续运转,建议清洁消毒空调 1 次的频率是(　　)

   A. 每周　　　B. 每月　　　C. 每季度　　　D. 每年

2. 在冰箱内放置后建议清洁消毒的食物是(　　)

   A. 青菜　　　B. 冰淇淋　　C. 生鸡蛋　　　D. 罐装饮料

判断题:

3. 生食、熟食可使用菜板同一面进行处理。(　　)

绿色环保
自测题

(答案见上页)

基本健康技能

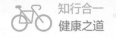
个人防护

（一）佩戴口罩讲科学

新型冠状病毒感染疫情发生以来，很多人养成随身携带口罩的习惯，也认识到规范佩戴口罩是预防经呼吸道传播疾病最直接、最有效的防护措施，应该长期坚持。

 小课堂

1. **随身携带，按需佩戴**

在呼吸道传染性疾病流行期间，出门在外，请随身携带口罩、按需佩戴。不同的人、在不同场合下、接触不同的人，戴口罩的要求是不一样的。

（1）以下情况应戴口罩

1）处于商场、超市、菜场、电影院、会场、展馆、机场、码头和酒店公用区域等人员密集的室内场所时。

2）乘坐厢式电梯和飞机、火车、轮船、长途车、地铁、公交车等公共交通工具时。

3）处于人员密集的露天广场、剧场、公园、人行道红绿灯等候区等室外场所时。

4）到医院就诊、陪护时，接受体温检测等健康检查时。

5）出现鼻咽不适、咳嗽、打喷嚏和发热等症状时。

6）在餐厅、食堂处于非进食状态时。

（2）以下情况可不戴口罩

1）居家且家庭成员均健康时可以不戴口罩。

2）在户外人少处活动（如步行、骑行或锻炼），能保持 2 米以上距离时。

3）独处或独自驾车。

4）运动，尤其是剧烈运动时。

2. **会戴会摘，正确使用**

要充分发挥口罩的防护作用，正确佩戴很重要。

以最常用的一次性医用口罩或医用外科口罩为例，正确佩戴口罩的步骤和要求为：先做好手卫生（洗手或使用免洗手消毒剂）；取出口罩，检查口罩有无撕裂或空洞，一般佩戴时，有颜色的一面朝外，鼻夹在上；将两侧系带挂于两耳，口罩的上缘完全盖住鼻孔，口罩的下缘盖住下巴；将双手食指放在鼻夹上，从中间同时往两侧按压移动，使口罩与脸部完全贴合。

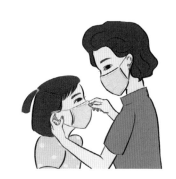

正确佩戴口罩

口罩发挥着阻挡、过滤病原体的作用，戴过的口罩外表面可能会沾染病原体，因此，不要用手接触其外表面，摘除时注意卫生。正确摘除口罩的步骤与要求：先做好手卫生；双手同时拿住两侧耳朵上的口罩系带，轻轻地将口罩摘下，缓慢地丢入垃圾袋，如果现场有"废弃口罩专用收集袋（盒）"首选投入其中；立即做好手卫生。摘除口罩时，动作一定要轻，避免接触其外表面。

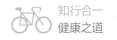

 知识扩展

1. 常见口罩及其功能

第一类为棉布材质的。这类口罩过滤效能低，可以用于防寒保暖，但不用于呼吸道传染病的防护。

第二类为无纺布材质的，如一次性使用医用口罩和医用外科口罩。这类口罩可以用于大多数公众场合，适合市民日常使用。

第三类是KN95/N95及以上级别的防护口罩。这类口罩防护性能比较高。一般在特殊情况或特殊人群中使用，如与发热待排查新型冠状病毒感染患者接触时。

值得一提的是，有的口罩带有呼吸阀。戴此类口罩时，呼气无过滤，吸气有过滤，可降低口罩带来的呼吸阻力。呼吸道传染病患者不要佩戴有呼吸阀的口罩。

2. 口罩可以重复使用吗

这些情况下，应丢弃口罩，不可重复使用：①戴口罩去过医疗机构，或近距离接触过有发热、咳嗽等症状者；②近距离接触过呼吸道传染病患者、疑似患者或患者的密切接触者；③口罩被血液、鼻涕等污染，或出现变脏、严重受潮、有异味、破损、变形等情况。

一般情况下，使用过的口罩摘除后可作为普通的其他垃圾（干垃圾）丢弃。注意不要随手乱丢，维护环境卫生。如果怀疑口罩可能被污染，如去过医院或接触过有发热、咳嗽等症状的人，可将口罩用消毒液喷湿，丢入垃圾袋，扎紧袋扣后丢弃。

尽量不要重复使用口罩，如不得不重复使用，需要注意三点：①只能重复佩戴自己使用过的口罩；②每次使用后，将口罩置于清洁、通风处干燥，或单独放在清洁透气的纸袋中；③连续佩戴超过4小时，或者累计时间超过8小时，以及变脏、变味、变形等，不能再次使用。

误区解读

1. 上下正反不需要区分

此说法错误。口罩不能内外面反戴，更不能两面轮流戴。佩戴时将口罩鼻夹侧朝上、深色面朝外。如口罩无颜色区别，可根据口罩皱褶判断，皱褶处向下为外。

2. 口罩叠戴，能更好预防病毒感染

此说法错误。多个口罩叠戴会增加通气阻力和佩戴的不适感，口罩之间的摩擦和空隙反而容易让口罩周围出现漏气的现象。在一般环境下，正确科学佩戴合格的医用口罩，一个就能达到防护效果。

3. 接种疫苗就不用戴口罩了

此说法错误。接种疫苗是传染病预防中保护易感人群的有效手段，但任何疫苗的保护率都并非100%。对于流行性感冒、新型冠状病毒感染等呼吸道传染病，规范佩戴口罩不仅可以防止病人喷射飞沫，降低飞沫量和喷射速度，还可以阻挡含有病毒的飞沫核，防止佩戴者吸入，从而有效减少疾病传播。

科学防护好习惯

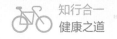
（二）洗手七步要记牢

我们从小就养成了"饭前便后洗手"的习惯，在新型冠状病毒感染疫情中，科学洗手也是有效的个人防护手段之一。为了防病保健康，洗手一定要正确、认真。

 小课堂 ● ● ● ● ● ● ● ● ● ● ● ● ● ● ● ● ● ●

1. **手是传播疾病的重要媒介**

疾病的主要传播途径有呼吸道传播、消化道传播、接触传播等，手是重要的传播媒介。手如果不好好洗、不经常洗，往往是人体最"脏"的部位。每个人的双手平均携带 1 000 万个细菌，而被称为"细菌炸弹"的厨房抹布也不过只有几百万个细菌。

在我们经常接触的手机、钱包、遥控器、洗衣机、门把手、电脑键盘上有很多细菌、病毒等病原体，因此我们的双手每天都要和数不胜数的病原体亲密接触，如果不能有效清除，这些病原体就可能通过手传播。有文献报道：医护人员为患者的感染伤口换药后，双手带菌率为 100%，常规洗手后带菌率降为 31%，"七步洗手法"后带菌率仅为 4%。还有研究发现，勤洗手、洗对手，可预防 80% 的疾病，可减少 1/2 以上的肠道传染病和 1/3 的呼吸道疾病。

2. **养成勤洗手的习惯**

要养成良好的手卫生习惯，首先要知道什么时候需要洗手。最简单的记法是俗称的"饭前便后"，扩展开来可以理解为：接触易感染的部位前，接触污染的物品后。

WHO 给出了医疗机构内医务人员手卫生的 5 个时刻——"两

前三后"，即接触患者前，无菌操作前，直接接触患者后，接触患者周围环境及物品后，接触患者黏膜、破损皮肤或伤口、血液、体液、分泌物、排泄物后。以此类推，普通公众洗手的时刻可包括：外出归来，接触公共设施或物品后（如扶手、门把手、电梯按钮等），戴口罩前及摘口罩后，接触过泪液、鼻涕、痰液和唾液后，咳嗽、打喷嚏用手遮挡后，照护病患后，准备食物前，用餐前，如厕后，抱孩子、喂孩子食物前，处理婴儿粪便后，接触动物或处理动物粪便后，接触快递包裹后，前往医疗机构后，等等。

3. **洗手"五部曲"——湿、搓、冲、捧、擦**

完整的洗手步骤包括"五部曲"。

（1）湿：在水龙头下把手淋湿。

（2）搓：使用肥皂或洗手液，"七步洗手法"搓手20秒以上。

（3）冲：用流动水将肥皂沫或洗手液冲洗干净。

（4）捧：用手捧水将水龙头冲洗干净，将其关闭。

（5）擦：用干净的毛巾或纸巾擦干双手，不可以用不洁物品擦手，如用抹布擦手、双手在衣服上擦一擦等，以防手再次受到污染。

4. **搓手"七步洗手法"——内、外、夹、弓、大、立、腕**

在完整的洗手"五部曲"中，最关键也最容易被敷衍了事的步骤是"搓"。WHO建议整个洗手过程要在40秒以上，搓手过程应持续至少20秒，并提出了"六步洗手法"。在实际生活和工作中，穿长袖衣服时，手腕部受污染的概率较低，一般可以不洗腕部，但如果穿短袖衣服，手腕部受污染的概率就较高，因此，可在"六步洗手法"的基础上增加1个清洗手腕部的动作，称"七步洗手法"。有人将这七个步骤各取一核心词，借助谐音，串成了一句话

"内外夹弓大力（立）丸（腕）"，朗朗上口，便于记忆。

（1）"内"：掌心相对，手指并拢，相互搓擦。

（2）"外"：手心对手背沿指缝相互搓擦，交换进行。

（3）"夹"：掌心相对，双手指交叉沿指缝相互搓擦。

（4）"弓"：一手握拳在另一手掌心内旋转搓擦，交换进行。

（5）"大"：一手握另一手大拇指旋转搓擦，交换进行。

（6）"力（立）"：将五个手指指尖并拢，在另一掌心内旋转搓擦，交换进行。

（7）"丸（腕）"：搓擦手腕，双手交换进行。

七步洗手法

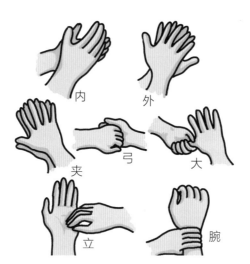

洗手七字诀

知识扩展

洗手"五部曲""七步法"要记牢，也要用好。搓手要到位，不要放过指缝、皱褶处，时间不少于 20 秒。洗手时，应尽量用流动水和肥皂（洗手液）；如果暂时没有洗手的条件，也可使用免洗洗手液或消毒湿巾清洁双手。

 误区解读

1. **只要是洗手液都能杀菌**

此说法错误。我国目前洗手液共分两大类：一类是普通洗手液，另一类属消毒产品。前者起到清洁去污的作用，后者才含有抗菌、抑菌或杀菌的有效成分。两类洗手液在外包装上有区别，普通洗手液一般印有"卫妆准字"，消毒洗手液则多印有"卫消证字"。"卫消证字"适合特殊人群，如医生、收银人员等以及特殊场合如医院、酒店、公共卫生间等使用。而"卫妆准字"洗手液作为清洁用品，具备除了杀菌以外的正常清洁能力，是可以满足普通人日常生活需要的，因此大家应按需求来选择洗手液。

2. **洗完手后，用毛巾擦干**

此说法错误。洗手后用毛巾擦干双手，是很正常的操作方式。但是，很多人却不知道自己的毛巾有多脏，甚至还会长期重复使用，而不清洗更换。在潮湿环境中，毛巾很容易就成为细菌的孳生场所，建议平时毛巾用完后，要拿到太阳底下晒干，并注意经常更换。疫情期间，洗完手后最好用一次性纸巾擦干双手。

3. **免洗洗手液能代替"洗手"**

此说法错误。免洗洗手液不能替代洗手。免洗洗手液主要作用是杀菌，但去污效果不好，不能去除可见脏污，主要在无流动水情况下使用。如果有条件，最好还是用流动清水加上洗手液或肥皂洗手。

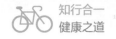

（三）爱护牙齿有诀窍

牙龈出血只是上火吗? 年龄大了就一定会老掉牙吗? 不, 这是牙周病的信号, 必须早点到牙周病科进行专业诊治。WHO 曾提出过 "8020" 目标, 即在人们 80 岁的时候还能拥有 20 颗以上可以健康使用的牙齿。所以俗话里总说的 "老掉牙" 是不对的, 不是老了就会掉牙, 而是不加以保护的日夜摧残才导致了一颗颗牙齿的脱落。有一口好牙真的很重要, 这可关乎到你的生活质量和身体健康。

 小课堂

1. 牙齿健康关乎全身

口腔是人体的重要组成部分, 是消化系统的前端, 是食物进入体内的第一道关卡。很多人都没意识到口腔健康就是身体健康的一部分, 而口腔健康的标准就是无龋齿、无疼痛感、牙龈颜色正常、牙龈无流血症状等。

专家表示, 关注口腔健康, 不仅可以改善口腔的功能, 还可以减少心血管疾病、癌症、慢性呼吸系统疾病、糖尿病和胎儿流产的发生风险。

刷牙不规范可能诱发肺炎, 这并非危言耸听。口腔不洁易孳生细菌, 细菌又可能随唾液及食物残渣误入气管, 从而引发肺炎。老年人的咳嗽反射能力较弱, 细菌一旦在肺部停留 48 ~ 72 小时, 就可能引发肺部炎症。

2. 牙齿清洁是关键

口腔卫生的重点在于做好牙齿清洁, 一定要有效刷牙和坚持刷牙，此外还需配合使用牙线、定期洁牙等。

（1）牙刷选择：牙刷有电动牙刷和手动牙刷，只要刷牙的方法正确，电动牙刷和手动牙刷都能把牙齿刷干净。正确刷牙，要刷到正确的位置，刷足够的时间。

手动牙刷的选择方法：

1）看牙刷头的大小，使用小头牙刷，能在口腔中自由转动。

2）刷毛软硬适中，顶端磨圆；刷毛不能太密，要便于清洗；牙刷柄要便于握持，最好有防滑的橡胶。

3）定期3个月更换一次牙刷，一旦刷毛外翻或者倒毛，也需要及时更换。

（2）刷牙方法：水平颤动拂刷法是一种能有效清除龈沟内牙菌斑的刷牙方法。掌握这种刷牙方法，能够帮助清除各个牙面的牙菌斑，同时能有效去除龈沟内的菌斑。

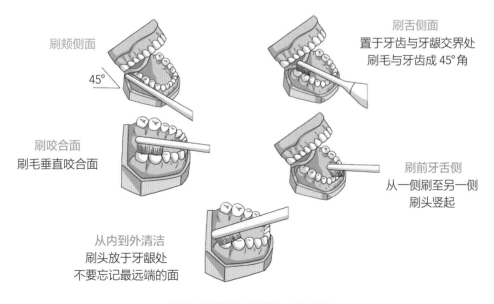

使用水平颤动拂刷法正确刷牙

175

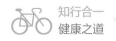
日常每天至少刷牙 2 次，每次 3 分钟，最为重要的是晚上睡觉前的刷牙。刷牙后可以用舌头有顺序地舔舐牙面牙龈边缘，检查是否有刷得不干净的地方，也可以使用菌斑染色剂来显示残留的菌斑。

（3）清洁牙间隙：牙刷与牙线共同使用才能实现全面口腔清洁，牙线每天至少使用一次，正确使用牙线不会损伤牙齿和牙龈。

使用牙线时注意用力要轻柔，牙线不能反复使用，牙线"毛躁"警惕邻面龋，推荐在刷牙前使用。

牙线的使用方法：

1）取一段约 30 厘米长的牙线。将牙线的一端绕在一只手指上（如食指）。将另一端绕在另一只手相同的手指上。用拇指压住将牙线拉紧。

2）轻轻地将牙线在牙缝之间前后移动，慢慢靠近牙龈。千万不要猛力将牙线压到牙龈上面。

3）当牙线接触到牙龈后，将它拉向一侧的牙齿，轻轻地贴着这颗牙齿的邻面来回拉动。然后再重复同样的步骤清理另一颗牙齿。这样能清除卡在牙齿之间的食物。

4）最后将牙线取出，这样会将牙缝中的食物残渣带出来。

5）如果牙线上粘有食物残渣，你可以用水将它冲洗干净，或将手指缠绕在另一段没有用过的牙线上清理下一颗牙齿。

也可以使用牙线棒进行牙齿间隙的清洁。

3. 定期检查不能少

每半年定期到口腔专业机构做牙齿检查，根据牙菌斑、牙结石的情况进行洁牙。对于有牙周炎症的患者，每半年到一年做一次洁牙，可以有助于恢复牙周组织的健康。

4. 牙齿健康从娃娃抓起

从第一颗牙萌出（出生6个月左右），家长就可以在医生的指导下使用含氟牙膏为宝宝刷牙。

学龄前儿童应当由家长帮助儿童刷牙，使用圆弧法刷牙，如果孩子坚持自己刷，刷完后，家长应该帮助孩子再刷一次（检查＋补漏），推荐使用儿童含氟牙膏（每次使用豌豆粒大小），辅以牙线清洁牙缝。

良好的饮食习惯有助于预防龋齿，每天加餐次数控制在3次以内，零食尽量与加餐同时。进食后漱口，减少食物滞留口腔的时间。睡前刷牙后，不再进食。

建议儿童从6个月～16岁每年定期（3～6个月）进行局部涂氟防龋。

窝沟封闭可以更好地保护乳牙，窝沟封闭的最佳时期是牙齿完全长出来（乳磨牙：3～4岁；第一恒磨牙：6～7岁；第二恒磨牙：11～12岁）。

宝宝多大可以使用牙线？刚萌出的乳牙列一般牙缝较大，不需要使用牙线。一旦牙缝长密，出现食物嵌塞就要使用牙线。

 知 识 扩 展

1. 牙周炎对全身健康的危害不容忽视

牙周炎不会直接引起其他全身疾病，但是会明显增加全身疾病的患病风险或已有全身疾病的严重程度。例如：①如果牙周不健康，阿尔茨海默病的患病风险也会增加。②牙周炎患者发生冠心病的概率为牙周健康者的1.5倍，发生中风的概率则是牙周健康者的2.1倍。③有

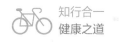
研究显示，牙周炎还与糖尿病患者微血管病变风险增加有关。④患重度牙周炎的孕妇发生早产、低体重儿的概率是牙周健康孕妇的 7.5 倍。

2. 多吃对牙齿健康有益的食物

建议规律饮食，减少加餐。多进食富含膳食纤维的食物，减少精细食物构成，适量咀嚼可以刺激牙周膜感受器，保持牙槽骨丰满。同时食物的按摩可以防止牙龈退缩。多啃玉米、苹果等食物，对于替牙期儿童来说更为重要，适量咀嚼可以引导牙齿正确萌出。

 误区解读

1. 冲牙器、漱口水可以替代刷牙

此说法错误，冲牙器不能取代刷牙。冲牙器是一种清洁口腔的辅助性工具，利用脉冲水流冲击的方式来清洁牙齿、牙缝。冲牙器无法有效去除牙菌斑，只有有效的刷牙才能把牙菌斑彻底清除。

使用漱口水后会有短暂的口气清新感，但不能代替刷牙，有效刷牙保持口腔清洁健康，才能彻底消除异味。

牙线能有效清除牙齿邻面的牙菌斑，预防牙周疾病和邻面龋。在正确刷牙的同时配合使用牙线等方法，可以去除大约90%的菌斑。

2. 洗牙会洗坏牙齿

此说法错误，洗牙不会损伤牙齿。健康的牙齿硬度超过钢铁，仅次于金刚石，而牙结石相对就脆弱松散多了，临床一般使用超声波将结石震碎脱离牙面，对牙齿没有损伤。洗牙后牙齿不会变松动。因为牙齿的牢固依靠健康的牙槽骨支持，洗牙洗掉附在牙齿表面的结石可以防止牙槽骨进一步受到破坏，防止牙齿松动加重。

但是，洗牙后牙齿不会变白。洗牙只能去掉表面的结石、色素，不会改变牙齿本身的颜色。

洗牙后可能会出现牙齿敏感。牙周炎主要是破坏牙齿周围组织，发生牙龈退缩和牙根暴露。清除牙结石后，暴露的牙根表面可能会比较敏感，出现冷刺激和酸性刺激不适。这时可以试试抗敏感牙膏，先用手指或棉签沾取牙膏在敏感牙面涂擦几分钟再刷牙，用温水漱口。如果效果不明显，可以到医院进行脱敏治疗。

洗牙后牙缝也可能会变大。这是由于原来牙缝被牙石和肿胀的牙龈所填塞，牙石清除之后，肿胀的牙龈也会消肿，原来被肿胀牙龈和结石塞满的牙缝就表现出来了。但是只有把结石清洁掉，才能阻止疾病进展。

（四）用眼健康很重要

儿童近视

"沐沐，快起床了！再不起床就要迟到了！"妈妈在客厅喊沐沐起床，沐沐极不情愿地从自己的床上爬了起来，小嘴撅得老高。原来昨天放学回家，沐沐先看完了自己最喜欢的动画片才恋恋不舍地去做作业，最后困得趴在桌子上一边打瞌睡一边写。写到了晚上 11 点多都没有写完。

为了能在到达学校之前完成作业，沐沐在去学校的公交车上也掏出了作业本。英语课上，老师让沐沐朗读黑板上的例句，沐沐皱着眉眯着眼，念得磕磕巴巴。老师很奇怪，问："沐沐你

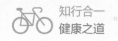
怎么了？"沐沐愁眉苦脸说："老师，我看不清黑板上的字。"老师带着沐沐去了校医室，医生让沐沐闭眼休息一下，再看看远处。过了好一会儿回到教室，沐沐终于又看清了黑板上的字。

小课堂

1. 近视的成因

眼睛是人类感官中最重要的器官之一，我们读书写字、赏花看景都需要用到眼睛。人眼看见物体是一个很复杂的过程。人的眼睛就像一台照相机，眼球前部的角膜和晶状体如同照相机的"镜头"，而后部的视网膜就好比"底片"，外界的视觉信息通过晶状体的折射，聚焦成像在视网膜上，再通过神经传导到大脑，我们就能看见物体了。但如果我们的眼睛近视了，光线没有聚焦到视网膜上，而是在视网膜之前，那我们就会看东西模糊。

近视的病因比较复杂，确切的原因仍未完全明确。一般认为主要与两大因素有关：一是遗传因素，遗传在近视眼的发生发展中起一定作用，如果父母患有近视，孩子患上近视的可能性就会增大；二是后天（环境）因素，不良的用眼行为习惯和用眼环境会导致近视的发生。比如长时间近距离用眼，缺乏户外活动，不正确的读写坐姿、读写环境的采光不良等。

2. 近视的危害

首先，近视会影响我们日常生活的方方面面，造成诸多不便。如眼睛容易疲劳，戴上近视眼镜看物体会比正常缩小；剧烈运动时既不方便也不安全；很难配到心仪的太阳镜和泳镜；室内外温差大或面对热气腾腾的美食，眼镜容易蒙上一层雾气，影响视线。

其次，近视影响职业的选择，根据《普通高等学校招生体检工作指导意见》，对于眼睛视力有问题的考生，高考填报志愿受限制，很多专业都"不予录取"和"不宜就读"。

近视还影响参军，严重的话将影响我国国防安全。视力不合格则无法参军，而对于潜水员、潜艇人员、空降兵、特种部队条件兵（含海军陆战队队员）的要求更为严格，即使接受了准分子激光或其他手术治疗也是不合格的。

最严重的是，如果近视在较小的年龄发生，度数随着生长发育不断加深，如不能有效控制，容易在中学时期发展成高度近视。通常近视度数大于 600 度可称为高度近视，高度近视一般都伴有眼轴的增长，正常人的眼轴长度大多在 22 ~ 24 毫米，高度近视者眼轴长度则可变成 26 毫米以上。当眼球异常增长后，眼球结构会发生相应变化，主要是眼球壁各层结构变薄，容易引发一系列并发症；如眼底黄斑变性、视网膜脱离、白内障、青光眼等，这些都可能对视力造成严重伤害，导致永久性的视力丧失。

3. 近视的预防

（1）保证充足的日间户外活动：户外活动目前是预防近视发生最有效、经济、科学的手段之一。越来越多的科学研究表明，户外活动可以促使眼睛视网膜释放多巴胺，能够抑制眼轴的增长。充足的日间户外活动可有效预防近视的发生。对于已近视的孩子，也能起到一定减缓近视的作用。学生应坚持每天至少 2 小时（每周至少 14 小时）日间户外活动，幼儿园儿童每天不应少于 3 小时。

（2）保持正确的读写姿势：不正确的读写姿势可能会导致近视的发生。近距离读写时，眼睛越靠近物体，睫状肌需要使用的力

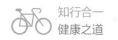
量就越大，如趴着看书时，眼睛和书的距离可能只有10厘米，睫状肌调节使用的力气约是姿势坐正情况下看书的3倍多，因此眼睛更容易疲劳。不正确的读写姿势还容易引起驼背，影响身体健康发育。学龄前孩子由于手部肌肉力量未足，不建议大量习字。幼儿园大班和小学一年级是培养正确握笔姿势的最好时机，握笔姿势正确、写字时坐直情况下能看得到笔尖才能保证坐姿正确。

1）家长应提供适合孩子身高的书桌椅，有助于帮助保持良好读写坐姿。

2）笔杆与纸面的角度在40°～45°；握笔的拇指与食指相对，与笔尖距离约一寸（约3厘米）。

3）眼睛与书本的距离不小于一尺（约33厘米）。

4）胸前与课桌距离应该为一拳（约6厘米）。

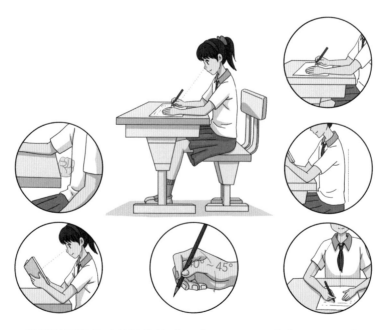

注意读写姿势（检验你的"一寸、一尺、一拳"是否到位）

（3）长时间近距离用眼要休息：在阅读、写字和使用电子产品学习时，控制好眼睛休息时间，远眺、打球、跑步、数树叶和做眼保健操都可以。中小学生可以根据"3010"法则：连续近距离用眼30~40分钟至少休息10分钟；幼儿园儿童可以遵循"2010"法则：连续近距离用眼15~20分钟至少休息10分钟；对于学习任务较为繁忙的学生可以使用"20-20-20"法则：每隔20分钟向20英尺（约6米）以外远眺20秒。

（4）在良好的视觉环境下用眼：近距离用眼时的光线要适中。如果光线太强，如阳光照射书面，会引起强烈反射，刺激眼睛，使眼睛不适，看不清文字。相反，光线过暗，书面等照明不足，眼睛不能清晰地看清文字，导致眼睛向前凑近书本等，加重眼睛的压力。这两种情况都容易使眼睛疲劳，从而形成近视。

夜晚在家学习时，须使用台灯，台灯放置于写字手对侧，顶灯同时打开。养成良好的用眼习惯，比如不在暗处、趴着、躺着看书。

（5）科学使用电子产品：使用电子产品时，眼睛瞬目（眨眼）次数减少，容易干涩和疲劳。学龄儿童青少年娱乐性视屏时间每天累计不宜超过1小时，每次不超过15分钟。小学生每天线上学习时间不超过2.5小时，每次不超过20分钟；中学生每天线上学习时间不超过4小时，每次不超过30分钟。

电子产品摆放宜避开窗户和灯光的直射，屏幕侧对窗户。电视的观看距离不小于屏幕对角线距离的4倍，电脑的水平观看距离不小于50厘米。观看时，应调节亮度至眼睛感觉舒适，头颈部宜保持正直或略向前倾斜，避免头颈部侧偏、过度前伸、后仰或过度低头。

（6）认真做眼保健操：眼保健操根据传统中医推拿、经络穴位原理，通过按摩眼周穴位、肌肉，通经络、养气血，改善局部血液循

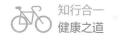

環，減少眼部疲劳，是一个很好的帮助眼睛休息放松的眼保健方式。

在做眼保健操之前确保手部清洁，做操前放松，端正坐姿，认真闭眼。要正确找准穴位，手法轻柔，力度适中，以感觉到轻微酸胀感为宜，以免擦伤皮肤。如果出现眼部急性炎症、眼睛红肿、分泌物增多、急性细菌性结膜炎或其他医生告知不适合做眼保健操的眼部疾病时，不适宜做眼保健操。

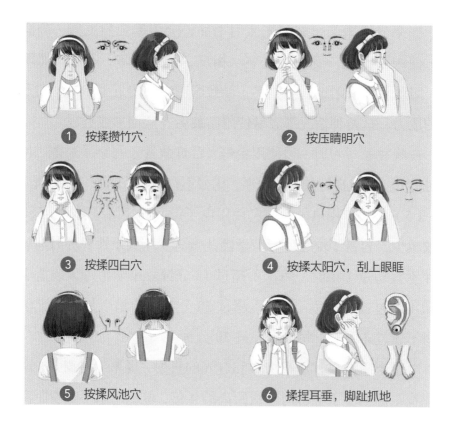

（7）不熬夜，保证充足的睡眠：每天要保证小学生 10 小时、初中生 9 小时、高中生 8 小时的睡眠。幼儿园儿童和小学生不应晚于 21:00 上床睡觉。研究认为睡眠时间越少、夜晚睡眠时间越迟都会增加近视的发生风险。

（8）不挑食，保证均衡饮食：不挑食，不偏食，荤素合理搭配，多吃水果蔬菜，比如胡萝卜、卷心菜、西蓝花、蓝莓、猕猴桃、橙子、豆制品等；另外，过多的甜食或者辛辣的食物都不利于保护眼睛。

（9）坚持定期检查眼睛：每隔 6～12 个月到正规医疗机构检查视力，了解自己的眼睛与视力变化情况，及时发现苗头并采取严密预防措施，以避免或减缓近视的发生。

4. 近视的矫治

确诊近视后，首先应该到正规医疗机构，在专业医生的指导下，科学地矫治近视，控制近视度数加深。不要听信虚假宣传，避免不正确的矫治方法导致近视程度加重。我们能做的就是科学有效防控，尽量延缓近视的进展，避免发展成高度近视。

佩戴普通框架眼镜（凹透镜）是最常用的近视矫正方法。由于近视时，眼球的焦点落在视网膜前方，相当于眼球将光线汇聚过度；而在眼睛前面加上凹透镜，将外界平行光线进行发散处理，使得光线的焦点能够后移、汇聚到视网膜上，从而看得清楚。

控制近视度数加深的主要方法有：角膜塑形镜（俗称"OK镜"）、低浓度阿托品滴眼液、功能（远视离焦设计）框架镜和软镜等，研究表明在控制近视进展方面均有一定效果，可延缓近视进展速度 50% 以上。

OK 镜是晚上戴、早上起来摘掉的硬性隐形眼镜，多适用于 8 岁及以上；高度近视（500 度以上）和较高的散光度数，以及角膜比较平的人不适合佩戴。佩戴的手卫生要求非常严格，需要严格按照规范进行。

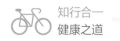
其次，阿托品滴眼液的浓度很多，包括 1%、0.5%、0.25%、0.1%、0.05%、0.02%、0.01% 等。药物的浓度越高，对近视的控制作用也越强，高浓度阿托品应用后会出现畏光、看近物困难模糊、结膜炎或口干等不良反应，对青少年的户外活动与学习有一定程度的影响。低浓度阿托品如 0.01% 也称万分之一阿托品，则不容易出现这些不良反应。但阿托品也不是人人都适合，需要在专业医生的指导下进行使用。

另外，还有时髦的新型功能框架眼镜，采用的是类似 OK 镜离焦原理的技术，把这种技术做在了框架镜片上，需要白天一直佩戴。对于不适合佩戴 OK 镜又不想点滴阿托品药物的孩子可以在医生的指导下选择使用。

最近也有一些新兴技术，比如"哺光仪"（红光技术），但目前还需要更多证据进一步验证其有效性和安全性。

不管采取哪种措施，都要保持良好的复诊习惯，根据医嘱每 3 个月到半年到医院复查一次。

大部分的近视都可以通过近视手术来矫正，近视矫正手术主要分为激光手术和有晶状体眼后房型人工晶状体（ICL）植入术；激光手术又分为全飞秒、半飞秒和角膜表层手术。近视矫正手术不适用于儿童青少年，因为儿童青少年的眼球还处在发育阶段，眼轴还可能变长，角膜可能也还在变化，近视度数尚未稳定。需要等到 18 岁后，眼球组织和近视度数相对稳定，才可以进行手术。而且激光手术只能帮助成人摘掉眼镜，已经改变的眼球形状和眼底状况是不可逆转的。如果已发展成为高度近视眼，手术后，仍然存在视力损伤和失明的风险。

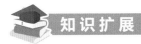 知识扩展

1. 远视储备

一般宝宝生下来都是远视眼，为确保到成人期视力正常，"视力银行"都会给 3 岁左右孩子一定的远视度数，通常不高于 300 度。这是正常的生理性远视，远视储备就是对抗近视的"保护金"。"视力银行"里的远视储备账户，每个人生下来都是定额的，只能通过健康用眼、合理开支、延缓消耗速度。这份"保护金"如果正常使用，能够确保到成年，还是一个略有余款的正视眼——"视力正常人"。但如果用眼健康指数不良、过快消费，可能就在成长的某一个阶段成为零余额账户，继而透支为负数，视力下降，就变成了近视眼。

儿童在每一年龄阶段的视力发育水平不同，3～4 岁视力一般不小于 0.6，5～6 岁不小于 0.8，7 岁及以上不小于 1.0。通常情况下，远视储备充足视力即是正常的，但视力正常不代表远视储备充足。

为对抗近视发生，儿童在每一年龄阶段都应保有相应充足的远视储备金额度。上海市眼病防治中心根据多年经验和研究数据，总结了各年龄段远视储备参考值。我们可以以此为对照，评估不同年龄孩子发生近视的风险。比如，如果一个一年级 7 岁的同学还有 200 度的远视储备，就说明是比较安全的，如果只剩下 75 度的远视储备，虽然视力正常，可能还是 1.0、1.5，但远视储备是不足的，未来一两年内发生近视的风险很高。同样一个 10 岁的同学只剩下 25 度的远视储备，近视风险也会很高。

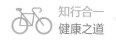

各年龄段远视储备参考值

年龄阶段 / 岁	远视储备参考值 / 度
3	250 ~ 300
4 ~ 5	200 ~ 250
6 ~ 7	175 ~ 200
8 ~ 9	150 ~ 175
10 ~ 11	100 ~ 150
12	75 ~ 100

如果初步检查怀疑远视储备不足，通常还需要家长到医疗机构，给孩子进行散瞳验光检查（通常12岁以下儿童需要通过散瞳验光消除眼睛调节力，才能获得准确度数），明确孩子远视储备量。应尽可能在孩子学前或小学低年龄阶段，到医疗机构进行一次规范的散瞳验光检查，早期知晓孩子确切的远视储备量，对预防近视是非常重要的。

2. **高度近视者的用眼要点**

第一，高度近视者首先应该配一副合适的眼镜，而且必须经常戴，以避免近视度数加深。高度近视眼的视力低下，难以矫正，戴完全矫正的眼镜又往往不能耐受，所以配镜时应适度矫正，争取视力有些提高而又能保持佩戴舒适，无须一味追求最好的矫正视力。部分高度近视人群可根据自身情况选择佩戴角膜接触镜（即隐形眼镜）来矫正视力，优点是能减少普通眼镜的视物缩小、视野受限等问题。

第二，高度近视眼中的病理性近视属于变性近视，发育期进展明显，成人后仍不停止。这主要是由遗传因素决定，但后天的视觉环境、工作性质、生活习惯、全身健康、营养状况也起一定作用，所以，应比其他人更加注意视觉卫生，增强体质。因此，不宜做精细费眼的工作，且近距离阅读、书写时间不宜过长。

高度近视眼患者不宜做体位变化剧烈运动和重体力劳动，避免头部迅速转动，这主要是为了避免发生视网膜脱离。近视程度越深，发生视网膜脱离的可能性越大。因为眼睛高度近视时，脉络膜弥漫萎缩，特别是在眼球后极部和黄斑部及周边部。脉络膜的中小血管大部分消失，剩下硬化的或部分硬化的大血管，视网膜可以发生种种变性。玻璃体由胶冻状变成液态，部分还可浓缩，它们随眼球的活动而上下飘动，玻璃体常常和变性视网膜粘连。有了上述病变因素，当头部迅速转动或做重体力劳动、剧烈运动时，视网膜因为受到牵拉而发生裂孔，此时液化的玻璃体就会通过裂孔进入视网膜下，造成视网膜脱离。

3. 非接触眼保健操

非接触眼保健操可避免手部接触眼睛或面部所带来的感染风险，也可作为日常眼睛放松休息和缓解疲劳的一种方式。具体操法如下。

（1）前奏：身体坐正，轻闭双眼。双手放在背后，轻轻相握。收腹挺胸，放松面部肌肉。深呼吸，睁开双眼。

（2）第一节——开合双眼：保持身体和头部不动，轻闭双眼。停留二拍，之后睁开眼睛停留二拍，如此重复做四个八拍。

（3）第二节——十字运动：保持身体和头部不动，眼睛依次往上、往下、往左、往右看，随着音乐口令，每一拍换一个方向，连续做四个八拍。

（4）第三节——双眼画圈：保持身体和头部不动，从眼睛上方为起点，沿顺时针转动，每四拍转一圈，连续做二个八拍；然后沿逆时针转动，每四拍转一圈，连续做二个八拍。

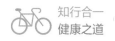

（5）第四节——远近交替：双手相扣自然放于桌前 [约 1 尺
（33 厘米）]，远看黑板（约 2.5 米以上）。停留二拍，近看双手，
停留二拍，如此重复做四个八拍。在户外做此操时，双手相扣自然
往前伸直，远看前方远处，近看双手。

（6）尾曲：双手放在腿上，轻闭双眼，身体自然放松，深呼
吸，睁开双眼，请到户外活动或眺望远处。

 误区解读

1. 框架眼镜越戴越近视

近视一旦发生不可逆，因此，如不科学采用控制近视措施，不
管戴不戴框架眼镜，近视都会加深。眼睛看不清楚时若还不及时矫
正，持续眯眼看东西更容易导致视疲劳，加剧近视进展。戴眼镜能
起到矫正视力的作用，帮助近视青少年看清楚，因此在眼镜度数适
合且质量可靠的情况下，能够帮助度数不要那么快加深。正确的做
法是，在医生指导下科学矫治，看不清时就应尽快戴上合适的眼
镜。如果配镜的度数不合适，或镜片、镜框质量低劣，也会导致眼
睛的不适与疲劳，长此以往会导致近视加深过快。因此，我们有必
要提醒各位家长，一定要到正规的医疗机构验光，根据配镜处方给
孩子验配眼镜。此外，戴镜后仍然需要严格注意用眼习惯，比如增
加户外运动、减少近距离用眼时间和使用电子产品时间等。

2. 近视手术能治愈近视

近视手术不能治愈近视。近视眼是由于眼球的前后径太长或者
眼球前表面太凸，外界光线不能聚焦在视网膜所致。近视矫正手术

是通过使角膜变平或者植入晶体的方式，改变眼球的屈光度，从而使外界光线能够准确地在眼底会聚成像，代替眼镜所起的作用。但是手术并不能恢复已经变形拉长的眼球形状，尤其是高度近视眼，随着时间的延长仍有可能发生眼底黄斑变性、视网膜脱离、白内障、青光眼等并发症。所以即使手术后视力正常，也只是矫正视力，不能说是治愈近视。

成人用眼卫生

张女士非常热衷于网络直播购物，最近她看直播买了明星同款洗眼液，但用了一段时间后，脏东西没洗出来，眼睛却越来越干涩了，甚至出现灼痛感。张女士不得已去眼科就诊，结果竟然被诊断为"干眼症"。明星主播带火了"洗眼液"，殊不知，我们眼睛本身就有自洁作用。在门诊，因胡乱洗眼而"洗"成干眼症的患者并不少见。

 小课堂

1. 总感觉眼睛干涩怎么办

遇到这种情况，大部分人都会简单地当作视疲劳，觉得闭目休息或者滴眼药水就可以了，但有很多人这样做了以后效果并不理想。这时就需要留意自己是否患上了干眼症。干眼症常见的症状为：干涩感、异物感、烧灼感、痒感、畏光、眼红、视物模糊、视力波动等。

干眼症为多因素引起的慢性眼表疾病，长时间盯着视频终端（如手机、平板电脑、电脑等）导致眨眼频率下降是引发中青年人群

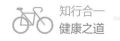
干眼症的主要原因之一。眨眼能够使泪膜中的液体覆盖到眼睛表面，起到润滑和保湿作用，但长时间看手机、电脑、电视，注意力过于集中就会在无形中减少眨眼次数；另外，过强的电脑光线对人眼刺激很大，会使泪液分泌异常，引起眼表炎症反应，从而引发干眼症。就中老年人群而言，性激素失衡（多为中老年女性）、睑板腺功能障碍也是干眼症的主要发病因素。此外，空气干燥、空气污染、高脂饮食等也会影响泪膜的稳定性，增加泪液蒸发量，导致干眼症。

医生一般会先找到干眼症的病因，针对病因进行治疗是干眼症治疗的第一步。改善工作与生活环境、改变不良用眼习惯等是最基本的。药物治疗首选泪液成分的替代治疗，也就是人工泪液，通过咨询医生选择最适合自己的人工泪液。对于具有炎症的干眼，医生可能会开具抗炎药物，抑制眼表的免疫反应和炎症。物理治疗包括热敷、睑板腺按摩等，通过清洁眼睑、促进腺体内分泌物的排出、促使泪液分泌，改善干眼的症状。用40℃左右的毛巾热敷也能够起到缓解干眼症状的作用。

2. 得了"红眼病"会传染吗

急性感染性结膜炎（包括细菌性和病毒性），俗称"红眼病"。从几个月的婴儿到八九十岁的老人，都是"红眼病"的目标，而且常常是一人得病，全家中招。"红眼病"一年四季都有可能感染，尤其是在夏秋季（6—10月），发病症状表现为突发的结膜充血，且有异物感、烧灼感，同时伴有痒、分泌物增多的现象。需要特别注意的是，沿海城市天气湿热，利于病原体繁殖，易于感染急性结膜炎。该病起病急骤、来势凶猛，其中，急性出血性结膜炎在感染后几个小时内就可发病，并可在一定范围内暴发流行，是我国法定丙类传染病。

感染途径主要分为两种：一是直接接触。由于结膜外露，易受外界各种微生物等刺激，产生炎症；例如通过污染的双手、污染的毛巾等直接揉搓眼睛感染。二是间接接触。公共场所（游泳池）及公共场所未消毒的公用物品等。

在疾病早期，冷敷可以减轻该病引起的眼部不适症状。对于分泌物多的患者，可用人工泪液滴眼，减少结膜囊病原体数量。在治疗时，除了人工泪液，医生会根据不同的病原体选用抗病毒或抗生素眼药水滴眼。出现眼部不适，应及时至眼科就诊，科学规范用药，积极调整治疗方案，以减少并发症的发生。

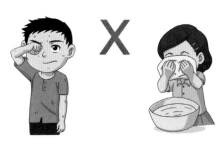

注意用眼卫生

3. 异物入眼怎么"急救"

沙粒或异物进入眼内后，通常会使人感到磨痛、不敢睁眼、流泪等，此时千万不要随意用手去揉搓眼睛，应轻轻闭眼，随着反射性增多的泪液冲洗作用及轻轻的瞬目动作，有时异物可随眼泪自行排出。如果无法排出的话，可以将眼睛浸入生理盐水或蒸馏水等干净的水中眨动，使异物被洗出来。如果翻开眼皮能看到眼内的异物，也可以用湿棉棒将其沾出来。当取掉异物后眼内仍有异物感时，可能是眼睛已经受到损伤，这时最好到医院的眼科或专科医院请医生处理，并根据医嘱滴含抗生素的滴眼液或眼药膏，以避免继发感染。

眼科医生提醒大家：平时生活或工作中要注意预防，如风沙天气外出时，应戴好防护眼镜；施工工作时，也应戴好护目镜，以免铁屑、木屑、玻璃屑、石灰粉等进入眼内。

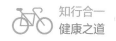
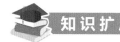知识扩展

1. 眼睛也需要防晒

日常生活中，我们在做好皮肤防晒工作的同时，也不能忘了给眼睛防晒。平时出门要佩戴合适的太阳镜，一方面是为了过滤紫外线，减轻紫外线对眼睛角膜、结膜、晶状体和视网膜的伤害，另一方面可以避免强光及各种眩光照射，形成一个温和的视野环境。购买太阳镜时一定要选择标示有防紫外线（ultraviolet ray，UV）功能的镜片。

2. 眼睛"迎风流泪"是怎么回事

其实我们的眼睛时刻都在流泪。因为平时分泌的泪液量较少，所以我们基本上感觉不到流泪。眼睛平时分泌出的泪液叫作基础泪液，只储存在眼皮和眼球的间隙中。当我们眨眼时，眼睑会使泪液均匀地分布在眼球表面，从而形成一层泪膜滋润眼睛。眼球其实是个敏感脆弱的器官，眼球表面的细胞对于外界环境有着很强的感知能力。眼球一旦受到外界的刺激，如迎着风吹、异物入眼等情况，就会使泪液量增加，这种受到刺激分泌的泪液叫作反射泪液，它的作用是保护眼睛。泪液量的增加与受到刺激的程度有关，受到的刺激越大，则泪液量越大。

3. 什么是"麦粒肿"

睑腺炎（俗称"麦粒肿"）多是由金黄色葡萄球菌感染眼睑引起的急性炎症，患病后眼睑会出现充血、肿胀、瘙痒、疼痛的症状，过几天病灶处多会出现黄白脓点，就是平时所说的"透针眼"。若病情严重或者处理不及时，麦粒肿甚至会引发败血症或海绵窦血栓，进而危及生命。

误区解读

1. 眼睛不舒服，网上买点眼药水

这种做法是错误的。网上买的眼药水中可能含有四氢唑啉等成分，这些成分能收缩血管，可迅速缓解红血丝，但这些效果是临时性的，红血丝在其眼药水作用消退后又会重新出现，并不能解决根本问题。用多了此类眼药水反而可能会对眼表造成损伤，建议大家在咨询眼科医生后使用。

那么，滴眼液可以随便使用吗？眼科医生建议，在使用药物之前一定要阅读药品说明书。首先，了解药物的名称，确定使用了正确的药品；其次，了解成分、用法、用量、注意事项、有效时限、副作用、禁忌证等，如有疑问一定不能使用，待咨询医生和药师后再使用。如果曾经有过药物过敏的病史，或者怀孕，或者正在使用其他药物，应先告知医生；另外，因任何药物都可能引起过敏，甚至非处方的眼药水中的防腐剂也有引起过敏的可能，如果出现痒痛、肿胀或眼部周围潮红时，应停止使用该药并及时就诊。

2. 以"眼"补"眼"

此说法无科学依据。俗话说"吃眼补眼""吃鱼眼眼光（亮）"，鱼眼和人眼结构相似，不少孩子都曾有过被父母要求吃鱼眼的经历。可是，鱼眼真的能补人眼吗？一方面，"以形补形"的说法并没有科学依据，另一方面，虽然鱼眼含有对视力有好处的不饱和脂肪酸和一定量的维生素 A、蛋白质，但相对于鱼肉来说，鱼眼实在太小，吃鱼眼还不如吃鱼肉更护眼。

答案：1. C；2. C；3. √

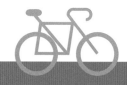

健康知识小擂台

单选题:

1. 关于口罩的使用事项,下列说法错误的是(　　)

　　A. 一旦污染,立即更换

　　B. 佩戴时,避免手接触口罩内面

　　C. 口罩越厚,防病毒效果越好

　　D. 佩戴前做好手卫生

2. 在洗手"五部曲"中,最关键也最容易被敷衍了事的步骤是"搓"。WHO 建议搓手过程至少应持续(　　)

　　A. 10 秒　　　B. 15 秒　　　C. 20 秒　　　D. 25 秒

判断题:

3. 瞳瞳平时习惯用右手写字,那应该把台灯放在左前方。(　　)

个人防护
自测题

(答案见上页)

自我管理

（一）居家正确测量体温和脉搏

　　张大妈是个热爱集体活动的老年人，每天吃了晚饭，都坚持跳上几个小时的广场舞。深秋的一天，她和往常一样跳完舞汗涔涔地准备回家，突然下起瓢泼大雨把她淋了个透心凉。张大妈觉得自己体质过硬，回家随意擦了一把就着急看起了喜欢的连续剧。看着看着，就感觉越来越冷，头还晕乎乎的，胸口还怦怦跳。张大爷见状非常着急，急急忙忙找出医保卡，火速打车把张大妈送到了医院急诊。在急诊折腾了将近3个小时，医生告诉张大爷夫妇：这只是着凉后的普通感冒，在家可以自测体温和脉搏，及时了解自己身体的情况，并可以在家做简单的居家处理；如果处理无效或者病情加重再来医院。从此，张大爷和张大妈不但学会了测脉搏，家里还多了一个电子体温计。

 小课堂

1. 什么是体温，体温的正常范围是多少

　　体温是指机体内部的温度，健康人的体温是相对恒定的。在人体处在清醒、安静，不受外界如环境、食物、精神状态等的影响时的状态，我们称为基础状态；而在基础状态下测得的体温称为基础体温，通常在清晨起床前测定。当体温超过正常体温的范围时，称为发热。而体温低于正常时则称为低体温。

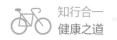

体温的正常范围：成人的口腔温度，36.3～37.2℃；成人的腋窝温度，36.0～37.0℃；成人的直肠温度，36.5～37.7℃。

2. 什么是脉搏，脉搏的正常范围是多少

人体体表可触摸到的动脉搏动称为脉搏，是指每一心动周期中，动脉管壁的规律性波动，和心脏的舒缩与动脉管壁的扩张性和弹性相关。

每分钟脉搏搏动的次数就是脉率。

脉率的正常范围：正常成人在安静状态下脉率为60～100次/分。

正常情况下，脉率和心率是一致的，当脉率难以测得时，可测心率。

3. 居家如何正确测量体温和脉搏

（1）正确测量体温

1）常用的测量工具：①水银体温计，是最传统的体温计，但是容易摔碎，造成意外伤害和水银污染。②电子体温计，家庭常用，使用前需仔细阅读说明书，并定期检测。③耳温仪，须仔细阅读说明书，采用正确的耗材和方法，并定期检测。④红外线体温测试仪，须仔细阅读说明书，可以在大流量人群检测中使用，不建议作为医学检测使用。

2）正确的体温测量方法

三种体温测量方法

部位	方法	时间/分钟
口温	体温表头端置于舌热窝	3
腋温	体温表头端置于腋窝紧贴皮肤,曲臂夹紧	5～10
肛温	体温表头端插入肛门3～4厘米	3

3）体温测量注意事项：测量体温前应检查体温计的完整性和准确性。水银体温计的水银甩至 35 ℃ 以下。婴幼儿、精神异常、昏迷、口腔疾患、口鼻手术、张口呼吸者禁

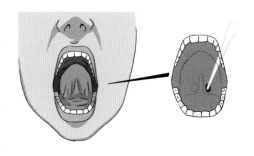

体温表头端置于舌热窝

忌口温测量。腋下有创伤、手术、炎症，腋下出汗较多者，肩关节受伤者禁忌腋温测量，消瘦夹不紧体温计者不宜或者不建议测量腋温。直肠或肛门手术、腹泻等禁忌肛温测量；心肌梗死患者不宜测肛温，以免刺激肛门引起迷走神经反射，导致心动过缓。婴幼儿、危重患者、躁动患者，应设专人守护，防止意外。测口温时，若不慎咬破体温计时，首先应及时清除玻璃碎屑，以免损伤唇、舌、口腔、食管、胃肠道黏膜，再口服蛋清或牛奶，以延缓汞的吸收，并立即去医院进行进一步处理。避免影响体温测量的各种因素。如运动、进食、冷热饮、冷热敷、洗澡、坐浴、灌肠等。发现体温与病情不符合时，要查找原因，予以复测。测温前 20～30 分钟若有运动、进食、冷热饮、洗澡、坐浴、灌肠等，应休息 30 分钟后再测。

（2）正确测量脉搏：浅表、靠近骨骼的大动脉均可作为测量脉搏的部位，最常选择的诊脉部位是桡动脉。测量前

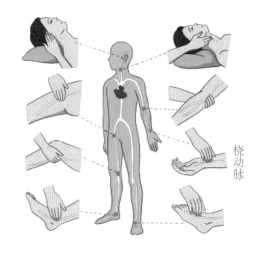

桡动脉

常用诊脉部位

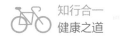
保持体位舒适，情绪稳定，测量前若有剧烈运动、紧张、恐惧、哭闹等，休息 20 ~ 30 分钟后再测量。

以桡动脉为例，测量脉搏的方法：取坐位，手腕伸展，手臂放舒适位置。测量时以食指、中指、无名指的指端按压在桡动脉处，按压力量适中，压力太大阻断动脉搏动，压力太小感受不到动脉搏动，以能清楚测得动脉搏动为宜。持续监测 1 分钟得到脉率。需要注意的是测量脉搏时不可以用拇指诊脉，因拇指的动脉搏动较强，易与测量部位的脉搏相混淆。

4. **在家中出现体温和脉搏异常应该如何处理**

（1）体温异常时的居家处理：若体温超过 38.5℃ 或长期低热不退者，应及时前往医院进行诊治。明确疾病原因后遵循医嘱进行对因对症治疗。

在明确诊断的前提下，若体温大于 38.5℃，居家可以采取物理降温措施。物理降温有局部和全身降温两种方法。

1）局部降温：体温超过 38.5℃，选用局部降温法，可采用冷毛巾、冰袋，放在额头、腋窝等部位通过传导方式散热，每 15 ~ 20 分钟更换 1 次。

2）全身降温：体温超过 39.5℃，选用全身降温法，可采用温水擦浴方式，用 32 ~ 34℃ 的温水擦拭四肢及腋下、肘窝、腘窝和腹股沟等血管丰富的部位，每个部位擦拭 3 ~ 4 分钟即可，擦浴过程中如有发生寒战或脉搏、呼吸、神志变化，应立即停止擦浴，禁忌擦拭胸前区、腹部、后颈、足底等部位，这些部位对冷的刺激比较敏感，容易引起反射性心率减慢、腹泻等不良反应。

实施降温措施 30 分钟后应复测体温。

发热期间应注意补充足够的营养和水分，给予清淡易消化的流质或半流质饮食，避免刺激性、辛辣、油腻的食物。注意食物的色、香、味，鼓励少量多餐，以补充身体的消耗，提高机体的抵抗力。鼓励多饮水，以补充发热消耗的水分，并促进毒素和代谢产物的排出。

高热期和退热期，也要做好同时血压和心率的监测。如有异常须及时就医。

老年人发热的家庭处理

退热期，往往大量出汗，及时用热毛巾或干毛巾擦干汗液，保持衣服和床单的干爽，保持皮肤的清洁。

（2）脉搏异常时的居家处理：健康人的脉率一般在 60～100 次/分，脉率的快慢与个人的身体素质相关，存在个体差异。

脉率在正常情况下和心率是相同的，若在监测过程中发现脉率少于心率，临床上称为脉搏短绌，是由于心肌收缩无力，心输出量明显下降，引起的主动脉振动不足以传到外周使外周动脉产生搏动，所以导致测出的脉率比心率少，如还存在脉搏强弱、快慢不一致，应立即引起重视并及时就医。

健康的青年人、运动员以及普通人体力活动较多和睡眠的状态下都有可能出现心率低于正常水平。若在某次监测中发现心率相比之前减慢且伴随心慌、气促、乏力的症状则应引起注意。

健康人和病理状态下都有可能发生心率高于正常水平。健康人可在吸烟、饮酒、饮茶/咖啡、体力活动或情绪激动的情况下出现心跳加快。在排除以上情况下发现自己心率异常增快，并伴随出汗、头晕、乏力则应引起重视。

及时就医，遵医嘱按量定时服药对心率异常的人群来说非常重要。

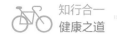

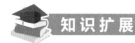 知识扩展

1. 哪些情况下体温的变化属于正常

体温可随昼夜、年龄、性别、活动、药物等出现生理性变化，但其变化的范围很小，一般不超过 0.5 ~ 1.0℃。

（1）昼夜：正常人体温在 24 小时内呈周期性波动，清晨 2—6 时最低，午后 13—18 时最高。体温的这种昼夜周期性波动称为昼夜节律，可能与人体活动、代谢、血液循环及肾上腺素分泌的周期性变化有关。

（2）年龄：由于基础代谢水平的不同，各年龄段的体温也不同。儿童、青少年的体温高于成年人，而老年人的体温低于青、壮年。新生儿尤其是早产儿，由于体温调节功能尚未发育完善，调节功能差，因而其体温易受环境温度的影响而变化，因此对新生儿应加强护理，做好防寒保暖措施。

（3）性别：成年女性的体温平均比男性高 0.3℃，可能与女性皮下脂肪层较厚，散热减少有关。女性的基础体温随月经周期呈规律性的变化，在排卵前体温较低，排卵日最低，排卵后体温升高，这与体内孕激素水平周期性变化有关，孕激素具有升高体温的作用，因此在临床上可通过连续测量基础体温了解月经周期中有无排卵和确定排卵日期。

（4）肌肉活动：运动等剧烈肌肉活动可使骨骼肌紧张并强烈收缩，产热增加，导致体温升高。临床上测量体温应在患者安静状态下测量，小儿测温时应避免哭闹。

（5）药物：麻醉药物可抑制体温调节中枢或影响传入路径的

活动并能扩张血管，增加散热，降低机体对寒冷环境的适应能力。手术患者在术中、术后应注意保暖。

此外，情绪激动、紧张、进食、环境温度的变化等都会对体温产生影响，在测量体温时，应加以考虑。

2. 哪些情况下脉搏的变化属于正常

（1）年龄：脉率随年龄的增长而逐渐降低，到老年时轻度增加。

（2）性别：女性脉率比男性稍快，通常相差 5 次 / 分。

（3）体型：身材细高者常比矮壮者的脉率慢。

（4）活动、情绪：运动、兴奋、恐惧、愤怒、焦虑时，脉率会增快；休息、睡眠时，脉率会减慢。

 误区解读

发热了，一定要吃抗生素才能好得快

此说法错误。发热就吃抗生素是一种认识上的误区，导致发热的因素很多，抗生素只对细菌感染引起的发热有效，如果没搞清楚发热原因就随意使用抗生素，不仅得不到好的治疗效果还可能发生菌群紊乱。发热期间我们应密切观察体温的变化，充分休息，避免刺激性、辛辣、油腻的食物，给予清淡易消化的流质或半流质饮食，注意食物的色、香、味，鼓励少量多餐，以补充身体的消耗，提高机体的抵抗力。鼓励多饮水，以补充发热消耗的水分，并促进毒素和代谢产物的排出。一定要在医生的指导下使用抗生素。

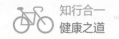

（二）准确测量血压

李阿姨患高血压好几年了，女儿帮她买了台电子血压计，在家也定期会测测血压。最近一段时间李阿姨发现自己在家里测的血压一直很稳定，就放松了警惕，高血压药也吃吃停停。这天她来社区医院配药，顺便在候诊室测了个血压，没想到收缩压都超过 160mmHg 了。李阿姨感到很奇怪，她明明出门前测过血压是正常的，怎么一到医院就这么高？是不是医院的血压计不准？

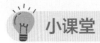

小课堂 ● ● ● ● ● ● ● ● ● ● ● ● ● ● ●

血压是指血液流动时对血管壁产生的压力。血压的高低与脑卒中、冠心病、心力衰竭、心房颤动等心脑血管疾病之间存在密切的因果关系。

血压测量是评估血压水平、诊断高血压以及观察降压疗效的根本手段和方法。血压与我们的健康息息相关，掌握正确的测压方法，知晓自己的血压，是预防和控制高血压及其相关并发症的基础。

1. **血压测量方式**

血压测量的主要方式有诊室血压测量、家庭血压监测、动态血压监测等。

（1）诊室血压测量：医护人员在标准条件下按统一规范对患者进行测量，是确诊高血压的主要依据。

（2）家庭血压监测：被测量者自我测量，也可由家庭成员协助完成，是患者自我管理的主要手段，也可用于辅助诊断。

（3）动态血压监测：使用自动血压测量仪器测量，测量次数多，可作为辅助诊断及调整药物治疗的依据。

2. 如何判断血压水平

不同血压测量方式下，高血压疾病的诊断标准略有不同。正常的血压水平为收缩压 < 120mmHg 且舒张压 < 80mmHg。在没有使用降压药的情况下，一旦发现测量血压达到收缩压 ≥ 140mmHg 和 / 或舒张压 ≥ 90mmHg，且多次测量血压值均超标，应尽快到医院就诊，在医生指导下进行高血压诊断，筛查继发性高血压。

血压水平分类和定义　　　　　　单位：mmHg

分类	收缩压		舒张压
低血压	< 90	和	< 60
正常血压	< 120	和	< 80
正常高值	120 ~ 139	和 / 或	80 ~ 89
高血压	≥ 140	和 / 或	≥ 90
1 级高血压（轻度）	140 ~ 159	和 / 或	90 ~ 99
2 级高血压（中度）	160 ~ 179	和 / 或	100 ~ 109
3 级高血压（重度）	≥ 180	和 / 或	≥ 110
单纯收缩期高血压	≥ 140	和	< 90

3. 血压测量频率

（1）血压正常人群：每年 1 次。

（2）未诊断高血压的对象：如果家庭血压监测水平较高，介于 130 ~ 134/80 ~ 84mmHg，则应增加血压测量次数，每个月至少测量 1 次血压。

（3）高血压患者：都应进行家庭血压监测，建议初期或治疗

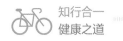

不稳定期患者在就诊前连续监测 5 ~ 7 天，早晚各 1 次；稳定后遵医嘱调整测压频率，至少每周 1 天，早晚各 1 次。早上在起床后 1 小时内测量，晚上在晚饭后、上床睡觉前进行。

4. 血压测量规范

（1）测量准备：推荐使用经过国际标准认证的上臂式电子血压计。

电子血压计至少每年校准一次，可以在购买处或就医处寻求帮助。

不推荐使用腕式、手指式电子血压计和水银柱血压计。腕式和手指式电子血压计的精准度不够，而水银柱血压计的使用方法较复杂，都可能产生较大误差，特别是在家自己测量时不推荐使用。

袖带规格：袖带大小要适合被测量者上臂臂围，袖带气囊至少应覆盖上臂周径的 80%。一般人群可使用气囊长 22 ~ 26 厘米，宽 12 厘米的标准规格袖带，肥胖者或臂围大者（> 32 厘米）应使用大规格气囊袖带。

休息准备测量前 30 分钟应停止吸烟，避免饮酒和茶、咖啡类饮料，避免用力和剧烈运动，排空膀胱，避免长时间处于过高或过低的温度下。测量环境应安静、舒适。

（2）测量过程

1）被测量者应穿着薄衣，取坐位，坐靠椅背，手肘部平置于桌面，双足平放于地面。

2）气囊位置应该与心脏水平同高，若手臂过低，应将手臂垫起使得袖带中心与心脏保持水平。

3）手掌向上，袖带自上方缠绕，袖带下缘置于肘窝上 2.0 ~ 2.5 厘米处，袖带以能塞进 1 ~ 2 根手指的松紧度为宜。

4）测量过程中保持安静，不要活动，不要讲话。

5）家庭血压监测应记录每次血压测量结果，并记录测量日期与时间、测量手臂、心率，起床、上床睡觉时间、三餐时间以及服药时间，作为医务人员诊疗参考依据。

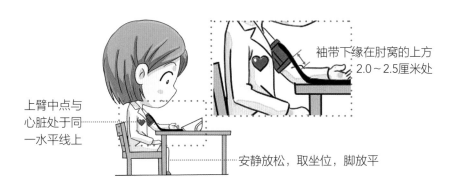

上臂中点与心脏处于同一水平线上

袖带下缘在肘窝的上方 2.0～2.5厘米处

安静放松，取坐位，脚放平

测血压的正确体位

5. 可能会影响血压测量结果的情况

（1）血压偏高：测量时室温较低、环境嘈杂、情绪紧张；测量前饱餐、吸烟、饮酒或咖啡、膀胱充盈；测量中气囊低于心脏水平、袖带捆绑过松、仅测量一次等。

（2）血压偏低：测量时室温较高；测量中气囊高于心脏水平、袖带捆绑过紧等。

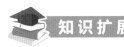 **知识扩展** /////

1. 量血压用左手还是右手

有的人觉得"心脏在左边，应该左手血压更准"，有的人觉得

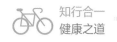
"右手是惯用手，右手血压更准"，那么我们测量血压时应该选择哪只手呢？

一般来说，每个人左手和右手的血压不完全一样，有的人左手高，有的人右手高。根据《国家基层高血压防治管理指南（2020版）》的相关要求，首次测量血压时，双上臂的血压都需要测量，以后测量读数较高的一侧。

2. 量血压测一只手臂就够了吗

通常测量血压时，我们只会测一侧的手臂，但如果能都测一下就最好不过了，这样除了能明确哪只手血压更高外，也能知道自己的双臂血压差值。

双臂血压差与心脑血管疾病的发生风险有很大的关系，血压差越大，发生心血管事件的风险就越高。正常情况下，双臂血压差应在 10mmHg 以内，如果大于 10mmHg 就应该提高警惕，可能存在血管狭窄甚至堵塞的情况，或者有其他导致继发性高血压的疾病，应尽快转诊做进一步诊断。

 误区解读

1. 不同人测血压可以用同一种袖带

特别胖或者特别瘦的人测量血压时是不是会碰到这种情况：捆绑的袖带总是不合适，经常没绕几圈或者绕了好几圈，导致袖带粘不住。其实这就是没有选择合适的袖带的结果，袖带气囊应至少覆盖80%上臂周径，太松会导致测量结果偏高，而太紧则会导致结果偏低。

袖带的大小应该适合患者上臂臂围，常规袖带长 22～26 厘米，宽 12 厘米，上臂臂围大者（＞ 32 厘米）应换用大规格袖带，而臂围小者（＜ 17 厘米）应用小规格袖带。

2. 血压每次测 1 次就可以了

我们自己测量血压时，通常测1次就结束了，但这其实是不够的。

按照规范的测量流程，每次测量血压时应连续测 2 次，间隔 1~2 分钟，取 2 次的平均值，如果 2 次结果差异 ＞ 10mmHg，则应该测量第 3 次，然后取 3 次的平均值记录。因此我们在测量前，要先安静休息 5 分钟，防止 2 次测量的结果差异过大。

（三）准确测量血糖

张阿姨刚刚确诊糖尿病，医生叮嘱她在家也要测量血糖。于是张阿姨买了一台血糖仪放在家里，每天吃完饭不久就测血糖，但是血糖值一直没有降到医生说的正常范围，自己也越来越焦虑。张阿姨觉得很奇怪，她每天按时吃药，为什么血糖降不下来呢？

 小课堂

糖尿病是一种以慢性高血糖为特征的代谢性疾病，血糖升高会引起全身各重要器官损害，因初期多无明显症状，常常在发现时已伴有视网膜病变、肾脏病变、神经病变等慢性并发症，从而造成眼盲、尿毒症、肢端感染溃烂等严重后果，导致生活质量的严重下降。因此，掌握正确的血糖测量方法，知晓自己的血糖至关重要，是预防和控制糖尿病及相关并发症的基础。

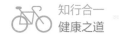
1. 血糖测量方式

血糖测量方法包括毛细血管血糖检测、静脉血糖检测、持续葡萄糖监测、糖化血红蛋白检测等。

（1）毛细血管血糖：也称末梢血糖，使用血糖仪进行检测，末梢血糖能够反映即刻血糖值，创伤小、速度快、简便易行，目前广泛应用于社区大规模人群筛查和患者随访管理。

（2）静脉血糖：通过抽取静脉血检测，相比末梢血糖准确性更高，多用于糖尿病的诊断和糖代谢异常的筛查。

（3）持续葡萄糖监测：通过放置葡萄糖传感器，监测皮下组织间液的葡萄糖浓度变化，可以更全面地了解血糖变化特点。

（4）糖化血红蛋白：糖化血红蛋白（HbA1c）是红细胞中的血红蛋白与葡萄糖结合的产物，通过静脉抽血检测，能够反映近 2 ~ 3 个月的血糖控制状况，是调整治疗的重要依据。

2. 如何判断血糖水平

（1）正常人群空腹静脉血糖（禁食过夜 8 ~ 10 小时后的血糖）应 < 6.1 毫摩 / 升、餐后 2 小时静脉血糖（从吃第一口饭开始 2 小时后的血糖）应 < 7.8 毫摩 / 升、HbA1c 应 < 6.5%。

（2）对于未诊断人群，如果空腹静脉血糖 ≥ 7.0 毫摩 / 升，或餐后 2 小时或随机静脉血糖 ≥ 11.1 毫摩 / 升，或 HbA1c ≥ 6.5%，建议尽快到医院就诊，在医生指导下进行糖尿病诊断。

（3）空腹静脉血糖 6.1 ~ < 7.0 毫摩 / 升，餐后 2 小时静脉血糖正常；或空腹静脉血糖正常，餐后 2 小时静脉血糖 7.8 ~ < 11.1 毫摩 / 升均为糖尿病前期，应通过合理膳食、控制体重、适量运动、控烟限酒、心理平衡等方式及时干预。

（4）对于糖尿病人群，推荐使用末梢血糖进行血糖监测。空腹末梢血糖应控制在 4.4 ~ 7.0 毫摩 / 升，非空腹末梢血糖应 < 10 毫摩 / 升，如果控制不理想，则应及时就医调整用药或做进一步检查。

3. 血糖测量频率

（1）正常人群和糖尿病高危人群建议每年测 1 次空腹静脉血糖。高危人群包括年龄 ≥ 40 岁、有糖尿病前期史、超重或肥胖、中心型肥胖、长期静坐、有糖尿病家族史、高血压或接受降压治疗、血脂异常或接受调脂治疗、有巨大儿生产史或妊娠期糖尿病史、动脉粥样硬化性心脑血管疾病、有一过性类固醇糖尿病病史、多囊卵巢综合征（polycystic ovarian syndrome，PCOS）、长期接受抗精神病药物和 / 或抗抑郁症药物治疗的患者等。

（2）所有糖尿病患者都应该进行自我血糖监测，不同治疗方案的糖尿病患者根据实际病情决定测量频率和时间点，遵医嘱进行。

4. 末梢血糖测量规范

静脉血糖检测、持续葡萄糖监测、糖化血红蛋白检测需要在医生指导下借助专业设备或实验室进行。以下介绍居民自行测量末梢血糖的规范方法。

（1）测量准备

1）准备好便携式血糖仪、血糖试纸、采血针、75% 酒精、棉球。

2）便携式血糖仪应取得国家医疗器械注册证，在购买新仪器后、启用新试纸条及血糖仪更换电池后，应根据说明书使用质控液校正仪器。

3）测量前一天保持饮食清淡，作息规律，测血糖前避免剧烈活动，精神放松，避免饮用茶、咖啡类饮料。

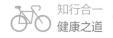
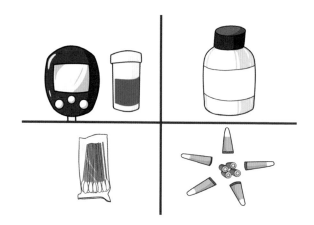

用品准备（棉棒和酒精可替换为酒精棉球）

（2）测量过程

1）取出试纸，注意试纸是否干燥，取出后应马上盖紧盖子，防止剩余试纸氧化或受潮。

2）将试纸插入血糖仪，待仪器出现可测量的提示，表示试纸安装正确。

3）检查、核对血糖试纸条批号、有效期及调码（如需要）是否正确。

4）用75%酒精擦拭采血部位，待干后再进行皮肤穿刺。

5）采血部位通常采用指尖腹部两侧、足跟两侧等末梢毛细血管全血，十指均可，水肿或感染的部位不宜采用。采血前应保持双手自然下垂10～15秒，使指尖充血，冬季还须适当增加手指血液循环，如用热水洗手或热毛巾敷一下。

6）皮肤穿刺后，从手指根部两侧缓慢轻柔向指尖按摩，使血液慢慢溢出，弃去第一滴血液，将第二滴血液用于血糖检测，避免局部过度挤压。

7）将连接血糖仪的试纸轻轻靠近指血边缘一次性吸取足够血量，等待血糖仪显示血糖值，过程中不可拔出试纸。

8）测试完毕后需取下试纸与针头丢弃，作为医疗废弃物或有害垃圾处理，不可重复使用。

9）出现血糖异常结果时应重复检测一次，若出现低血糖（正常人群血糖 < 2.8 毫摩 / 升，糖尿病患者血糖 < 3.9 毫摩 / 升）且复测结果仍为低血糖，或出现低血糖症状时应含服糖块，静坐休息，15 分钟后再测。

10）血糖测量后应进行记录，包含日期、时间、结果、可能导致血糖升高或降低的事件等，方便就诊时医生了解血糖变化。

11）将血糖测量用品（血糖仪、血糖试纸、采血器等）存放于阴凉、干燥、清洁处。

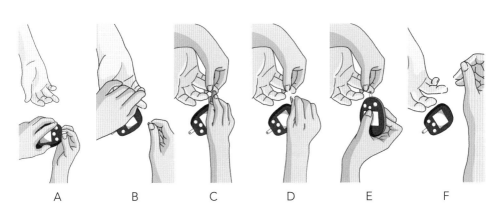

A. 血糖试纸插入血糖仪
B. 消毒采血部位
C. 穿刺
D. 缓慢按摩使血溢出，不可用力挤压，弃去第一滴血
E. 靠近血糖试纸吸第二滴血
F. 等待读数

居民使用血糖仪测量末梢血糖过程

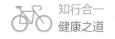
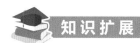 知识扩展

　　不同治疗方案的糖尿病人测量频率和时间点选择不同，一定要遵医嘱进行，不同末梢血糖监测时间点的适用范围和不同治疗方案人群的监测频率参考如下。

末梢血糖监测时不同监测时间点的适用范围

监测时间点	监测原则
餐前	血糖水平很高或有低血糖风险时
餐后 2 小时	空腹血糖已获良好控制,但糖化血红蛋白仍不能达标者; 需要了解饮食和运动对血糖影响者
睡前	注射胰岛素(特别是晚餐前注射)患者
夜间	胰岛素治疗已接近达标,但空腹血糖仍高者;疑有夜间低血糖者
其他	出现低血糖症状时应及时监测血糖;剧烈运动前后宜监测血糖

不同治疗方案人群末梢血糖监测的原则

不同治疗方案人群	监测原则
生活方式干预者	可根据需要有目的地通过血糖监测了解饮食控制和运动对血糖的影响,从而调整饮食和运动方案
使用口服降糖药者	可每周监测 2 ~ 4 次空腹血糖或餐后 2 小时血糖
基础胰岛素治疗者	应监测空腹血糖
预混胰岛素治疗者	应监测空腹和晚餐前血糖
特殊人群	个体化的监测方案

误区解读

1. **血糖仪、血糖试纸不是造成测量误差的原因**

很多患者注意到了测量流程的准确性，但常常忽视了血糖仪和血糖试纸的保存。血糖仪未定期校准、试纸与血糖仪不匹配、试纸条过期、试纸条保存不当等也会造成血糖测量的误差。

2. **血糖测量想什么时候测就什么时候测**

有些患者刚吃完东西就测血糖，测出的血糖值很高就变得很焦虑；有些患者经常忘记测血糖，不舒服了或是想起来就测一下。这些都是不可取的，血糖测量要规律、稳定，严格按照时间点测量，不能凭自我感觉，病情稳定后也应该长期监测。

（四）定期体检　预见未来

57 岁的袁女士去做体检，由于觉得自己头部也没有什么不适，头部 MRI 有点多此一举，做不做都可以，于是袁女士找到医生说想放弃这项检查。但医生劝其不要放弃，并认真给袁女士介绍了头部 MRI 的重要意义。听了医生的讲解袁女士接受了头部 MRI 检查。没想到可怕的结果出现了。袁女士头部有占位性病变，经专科医院确诊为脑部肿瘤，并第一时间做了手术治疗，成功摘除肿瘤，目前恢复良好。

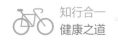
 小课堂

1. 什么是健康体检

简单地说健康体检是指在身体尚未出现明显疾病时，对身体进行的全面检查，了解身体情况，筛查身体疾病。即应用体检手段对健康人群的体格检查，就是"健康体检"，或称之为"预防保健性体检"。

2. 为什么要定期体检

定期体检能发现许多没有明显症状、不易被察觉的疾病或可能会导致疾病的健康隐患，如高血压、糖尿病、肿瘤、血脂异常等。以肿瘤为例，如果能够早发现、早治疗，大多预后良好。但如果发现得太晚，丧失了最佳治疗时机，结果就不一定理想了。

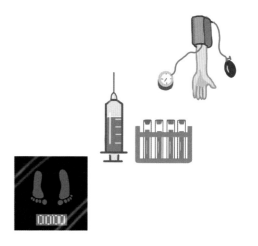

定期体检

3. 体检查什么

在进行健康体检时，大家应首先选择那些基础的、必要的项目。许多疾病通过简单的检查就能发现"蛛丝马迹"，不必追求所谓的"豪华套餐"或者最先进的诊断技术。最简单的选择体检项目的方法是，在基本"体检套餐"的基础上，加做一些符合自身需要、有诊断价值的检查项目。

比如：身体状况好、没有慢性病的年轻人，可以选择常规体检；女性应酌情进行乳腺及妇科检查，以便及早发现乳腺疾病、宫颈病变及其他妇科疾病；男性应做前列腺检查，以便早期发现前列腺疾病；高血压患者除了要测量血压外，还需要查血糖、血脂、肾功能等；糖尿病患者除了要查空腹血糖外，还要查餐后 2 小时血糖、糖化血红蛋白等；既往有胃肠病者，应定期复查胃镜、肠镜；等等。

由于疾病的发生有一定的年龄差异，故不同年龄段人群的体检项目和体检间隔时间也会有所不同。比如：学龄前儿童，小学、中学及大学的学生，主要关注发育问题和感染性疾病的防控，宜按照国家规定进行预防接种和定期体检，尤其要重视入学体检；健康状况良好的成年人，每年体检 1 次即可。中老年人或慢性病患者，可适当缩短体检周期，或根据医生的建议进行相关检查。

 知 识 扩 展

体检后做好四件事

定期体检只是健康管理的第一步。如果只重视体检，不重视体检后的健康管理，很难达到维护健康的目的。体检后要做 4 项后续工作。

（1）拿到体检报告后，要认真分析。

（2）对某些异常指标要及时复查，如对其中的指标不是很清楚，最好找专业医生咨询或去医院就诊。

（3）对确诊的疾病要重视，严格遵照医嘱进行进一步检查或治疗，如改变不良生活方式、服用药物等，使体检的目的真正落到实处。

（4）妥善保存体检报告，建立自己的健康档案。

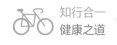

 误区解读

1. 自信年轻或身体好，定期体检可查可不查

这种做法是错误的。定期健康体检就是帮助你找出身体的隐患，尤其是 30 岁以后或有家族病史者，身体可能会潜伏着一些疾病的危险因子，加上不良的生活习惯和慢性病（如高血压、冠心病、糖尿病等）日渐年轻化，有的人表面上"健康"，自我感觉良好，而在他的体内潜伏的疾病可能正在逐步发展变化之中，待出现症状再进行治疗，常常延误了时机，这样的实例在我们的周围时有发生。

定期健康体检还可以帮助你建立属于自己身体健康状况的"参考值"，从每年"参考值"的变化情况，了解自己身体健康的变化，作为自己健康的评判指标。

2. 体检求贵求全

这种做法是错误的。有些人认为体检项目越贵越好，因此盲目追求"高大上"的体检套餐。其实，在医生指导下根据自身情况选择适合自己的体检项目即可，要选对的，而不能只选贵的。

3. 注重医疗仪器检查，轻视医生的手诊

这种做法是错误的。有些人只相信仪器检查，而轻视医生的手诊，会漏掉很多发现疾病的可能性，尤其是某些疾病通过医生的手诊对早期发现有特殊的意义，如：外科医生的肛门指诊，对发现受检者的直肠肿物极为重要；若受检者确有病变，但因自动放弃这项检查，失去及早发现肿物的机会，自然就失去了治疗的最佳机会。

4. 体检报告随手扔

这种做法是错误的。很多人在体检之后，看看结果就随手将体检报告扔了，觉得既然没查出毛病，就没有保留的必要。去年和今年的体检结果可能都是正常的，但如果其中某项指标有了很大变化，那就有必要引起重视了，因为可能有某种疾病的倾向。经过医生对不同时间体检结果的比较，会发现一年来身体状况的变化，有利于及时做出诊断或防范。因此，体检报告要好好保存，切勿乱扔。

（五）科学就医　事半功倍

　　老王胃癌手术后半年多，正在用靶向药物治疗，还有高血压，一直服药控制着。这天吃完早饭，老王突然觉得一阵阵心悸，老伴儿赶紧送他去了医院。到了医院，看着医院公告栏密密麻麻的专家名录，一时不知所措，到服务台问了导医才知道，原来专家门诊都是需要提前预约的，跟老王症状相关的专家号当天都挂满了，俩人商量之后，先挂了普通号。等轮到老王就诊的时候，医生询问病史，问老王吃的什么靶向药和降压药，老王和老伴只说得出药片的颜色和形状，一个具体药名也说不出来，幸好老王的儿子小王带着爸爸以前的出院小结和病历及时赶到了医院，医生根据老王的既往病史和症状开具了相关检查。

　　其实，到医院就医还是有很多需要注意的事项，下面我们就来具体聊一聊。

 小课堂

1. **需要具备的看病技能**

　　身体出现不适时，去医院看病如果缺乏最基本的就医常识，到

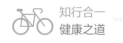
了医院就可能无所适从，不但看病不到位，还会影响心情。所以，千万不要以为去了医院，自己就什么也不用管了。

（1）看病也要做"预习"：去医院看病，跟学生去学校上课差不多，首先要做好准备工作。需要准备的东西大致分为三类。

第一类：身份证、就诊卡、病历本。

第二类：尽可能带全相关病史资料，譬如各种体检报告，血常规、影像学检查等结果报告；"有些检查没事，就不用带了"这种想法并不正确，对于疾病诊断而言，有时候正常的指标也是重要的参考依据。

第三类：银行卡、水杯、可能用到的衣物等用品。

其次，由于就诊时每位患者与医生交流的时间相对有限。所以，为了更好地配合医生，也为了提升看病的效率，强烈推荐大家在看病之前先做好"预习"。比如，如果是儿女带着老人去看病，先在家提前仔细询问老人，将老人最不舒服的症状和身体上的改变记录下来，连同既往生病的情况，一并整理、小结、做好注释，这样看病时医生和患者都会感觉很顺畅；再比如，冠心病、冠状动脉支架术后、高血压的老人再次发生胸痛，如果子女事先找出老人三年前住院做冠脉造影、植入支架的住院记录，以及目前正在服用的药物种类和剂量，还有老人近期在家附近社区医院检查的心电图资料、家庭多次测量血压和心率的记录，那么就诊的时候，医生就会在第一时间对老人的病情一目了然，从而进行快速判断，补充最有必要的检查，让老人尽快得到妥善诊治。

（2）如何选择医院：疾病不同，诉求不同，选择的医院有所不同。

譬如，偶尔不舒服、但既往体检没有问题、情况不紧急者，应选择家附近的社区卫生服务中心诊治；若就诊后无法确诊或者检查后发现病情较为严重，再转至上级医院诊治。

如突然起病、情况危急，譬如患者发生晕厥、剧烈胸痛腹痛等，可拨打 120，以最快速度抵达医院进行抢救。

综合性医院可对各种疾病进行全面诊治，在综合性医院也分为不同专科，患者可根据病变的具体情况按图索骥地挂号就医。

病症明确且需长期治疗的患者，可选择专科性医院看病就诊，如：眼耳鼻喉疾病患者可选择五官专科医院，妇科疾病可选择妇科专科医院，癌症患者可选择肿瘤医院等；常见慢性病患者应该在社区卫生服务中心随访诊治。

（3）如何选择科室：如果不清楚自己应该挂哪个科的号，可以在进入医院门诊大厅后先寻找预检台咨询，告知自己的大致疾病状况，由预检护士判断给予相应推荐，然后前往挂号窗口挂对应科室的号（挂号形式可分为：人工窗口、自助挂号机等）。

需要提醒的是，医院各种单据上都注明了必要信息，譬如挂号单上一般都标明科室楼层、诊室、排队号等信息，到达相应区域耐心等待即可。

（4）穿衣打扮有讲究：到医院时，建议不要化妆。因为看病时需要给医生展现患者最真实的状态，各种身体上的表现，譬如面色苍白、嘴唇发绀等，在医生眼里都是疾病的线索。

看病时难免进行各项检查，因此建议穿相对宽松舒适的衣服。譬如，女性患者如果心脏不适，则尽量避免穿连衣裙就诊，否则做心电图、心脏超声的时候不方便，与此同时，也尽量不要佩戴首

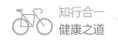
饰。CT、MRI 等检查不能携带金属器物。

2. 精准挂号，事半功倍

现代医学划分为不同专科，譬如高血压、冠心病、高脂血症等要看心内科，腹泻、胃痛、反酸、嗳气要看消化科，摔跤之后骨折要看骨科，但每家医院、每个科室的专家各具特色，那怎样才能精准挂号呢？

（1）在线查询很方便：很多医院都有自己的官方网站和手机app，对于医院设置哪些科室、每个科室有哪些专家、专家特长介绍以及出诊时间都会明确列出。

尤其是各家医院的手机 app，不但可以查询专家信息，而且还能实时动态告知专家出诊情况的临时改变，避免患者奔赴医院之后才发现"扑了个空"。

（2）挂号网上提前约：如今信息网络高度发展，医院网上预约挂号也是为方便大众而推出的一大举措。患者可通过各种网络平台查询医院公布的科室号源，进行预约挂号；需要身份证号、手机号等个人信息进行操作（利用他人证件号预约者，到医院将不给予挂号确认）。不太会操作网络产品的老年人也可拨打 114 或地方市民热线等。

（3）不同诉求挂号不同：精准挂号的目的是明确看病的方向，针对自己的所需定向就医，不做重复的事，不浪费时间、金钱，一切为了早日康复而努力。

当患者首次就医看专家号，须进行一系列检查，后续患者可以根据检查结果出具的时间，约下一次该专家的门诊号；如果诊断已经明确，已经调整好治疗方案，那也不用每次都找专家配药，可以至普通门诊、便民门诊或者家附近医院配药，根据具体病情隔三个月、半年或者一年后再找专家复诊。

也就是说，不同诉求挂号不同，并非每次看病都要预约专家号。

（4）什么情况下看急诊：疾病往往突如其来，如果在夜间、节假日等非常规工作时间起病，也不要担心医院放假，医院的急诊1周7天、1天24小时全天候开放，就是针对危重急症而设置，保障所有患者都能及时得到救助。

譬如，很多医院急诊都设有"胸痛中心"，对于急性胸痛者开辟绿色通道，为以胸痛为特征的急性心肌梗死、主动脉夹层、肺梗死等重症患者提供最及时的救助。

不过，急诊预检时会查看患者的状态，只有符合急诊条件者，才会给予优先流程。

（5）合并多种疾病挂号：现实中，不少患者同时合并多种疾病，自己又不知道如何选择科室。遇到这种情况，可以先选择内科或者全科就诊，进行系统性排查，区分轻重缓急之后再挂相应专科号。

此外，不少医院开始设置"多学科联合门诊"，这是一种对传统医学专科诊疗模式的完善与更新，譬如恶性肿瘤患者采用化疗、靶向治疗或者免疫治疗之后出现心血管不良反应，可以前往"肿瘤心脏病多学科联合门诊"，挂一个号，多位多学科专家同时出诊，共同讨论，为患者制订个体化诊疗方案。

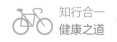
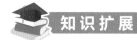知识扩展

1. 专家号和普通号的区别

医院挂号大致分为普通号和专家号。专家号指的是高级职称医生的门诊号源，包括专家门诊号、特需门诊号等。

我国医生的职称分为住院医师、主治医师、副主任医师、主任医师四个级别，住院 / 主治医师一般出诊普通门诊，副主任 / 主任医师出诊专家门诊，知名专家出诊特需门诊。挂号不同，代表着医生的从医时间、经验、水平存在差别，挂号费用也随之递增。

如果病症轻微且不是疑难杂症，选择普通门诊就可以了，把那些稀缺的专家门诊、特需门诊号源留给病情疑难复杂的患者，从而达到最佳的医疗资源分配。

2. 异地医保

本地医保是指在户籍所在地、作为本地居民持有的医保，享有直接到医疗单位刷卡挂号、进行检验检查、购置医保药品等的便利。

异地医保是指在户籍所在地享有相应权利，一旦离开当地范围到其他地区则不再享有这些权利。不过，国内多地对于异地就医开辟转诊制度，患者通过办理相应手续，在就医所在城市先使用自费挂号的方式进行诊疗，完成所有就医过程后，带着所有医疗收费单据回到当地进行报销。各地的转诊制度以及报销制度细则略有不同，因此，建议异地就医者提前了解相关政策并办理手续。

当前还有不少地区开放了实时异地医保。譬如浙江宁波的患者可持当地医保卡，到上海的医院进行就医，即可医保结算，无须回到宁波报销医疗费用。对于这种情况需要提醒的是，到异地就诊时一定要仔细查看自己是否挂的是"异地医保号"，而不要想当然以为"我可以异地医保，所以这家医院一定会给我用医保结算"。一旦费用产生，事后补救费时费力。

3. 线上诊疗方便快捷

随着科技进步和信息时代的到来，各种线上诊疗平台如同雨后春笋不断涌现。不少医院也相继推出"智慧医院"。

对于线上诊疗这种新鲜事物，民众既觉得方便快捷，同时也心存疑惑，那就是"线上问诊到底靠谱吗"？

首先，线上诊疗是未来医学发展的大趋势，能够大幅度降低看病的成本，提高看病的效率。各种线上诊疗平台的推广，帮助民众"足不出户，求医问药"，也使得不少行动不便或者由于各种原因无法到医院看病的患者及时获取医疗建议，避免病情拖延。

其次，线上诊疗平台是获取医疗信息的一种有效渠道。各种线上诊疗平台，除了可以问诊之外，还提供专家信息查询、医学科普知识等讯息，能够帮助患者搜索关于疾病的诊疗推荐，找到对症的医生，或者在就诊之前先咨询医生需要进一步完善的检查和注意事项等。

总而言之，结合好线下就诊和线上诊疗，就能充分发挥线上问诊的优势，不但靠谱，而且省时省力。

 误区解读

1. 可以到了医院再请专家加号

一般不建议这样做。

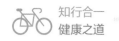

如果确定要请专家看病，推荐提前预约，而不是到了医院请专家加号。每位专家的号源数量都是根据其时间、体力和精力状态进行设置的，一般不提倡加号。首先，医生疲劳加班，未必能够获得最佳就诊效果；其次，医院的门诊管理制度对于加号也有明确约束。譬如，上海市规定医院专家加号不得超过专家核定号源的20%，也就是说，如果某位专家某次门诊限号30个，那么他加号数应不超过 30×20% = 6 个。

2. **线上诊疗太方便了，足不出户就能看病，今后可以不用去医院**
   此说法错误。

   线上诊疗的确为大家的就诊带来了便捷，不过，看病讲究"望闻问切"等一手资料，医生要观其色、察其颜，细微之处见分晓。而线上问诊，无论图文、电话还是视频，都不是直接接触，所以看病的效果肯定要打折扣。譬如，一位中年男性预约医生进行电话咨询，说他头痛、头晕 3 天，医生与其电话沟通之后，判定他血压升高的可能性很大。但是，如果仅仅是电话咨询，那高血压的诊断只能是猜测。而且，高血压又分为原发性高血压和继发性高血压等，如果不到医院完善检查，就无法确诊，也无法给出治疗建议，毕竟原发性高血压和继发性高血压的治疗原则是迥然不同的。

   因此，现阶段我们认为线上诊疗是线下去医院看病的有效补充。就是说，如果仅仅是咨询，或者是确诊慢性病之后进行细微调整，那么线上诊疗是很有帮助的，但如果确定生病了，还是应当先去医院看病，然后采用线上问诊作为随访的辅助工具。

3. **毛病都是查出来的，我从不做体检**
   这种做法是错误的，体检很重要。

两千多年前的《黄帝内经》就已经认识到："上医治未病，中医治欲病，下医治已病"。所以，最高明的看病技巧其实是防病于未然。人无法保证不生病，但只要按时定期体检，至少能做到早发现、早干预、早治疗。

成年人，尤其是中老年人，如果能够坚持每年全面体检一次，就能及早发现病症，而对于大部分病变而言，早期治疗都能达到不错的效果。

答案：1. C；2. D；3. √

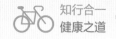

知行合一
健康之道

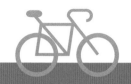

健康知识小擂台

单选题：

1. 平时测量血压时，应该选择的手臂是（　　）

　　A. 左手　　　　　　　　B. 右手

　　C. 血压高的一侧　　　　D. 都可以

2. 便携式血糖仪应该进行校正的时间为（　　）

　　A. 购买新仪器后　　　　B. 启用新试纸条时

　　C. 更换电池后　　　　　D. 以上均需要

判断题：

3. 在进行健康体检时，大家应首先选择那些基础的、必要的项目，不必追求所谓的"豪华套餐"或者最先进的诊断技术。（　　）

自我管理
自测题

（答案见上页）

合理用药

（一）读懂药品说明书

　　用药前，你读过药品说明书吗？药品说明书上的内容，你读懂了多少？或许有人认为，药品说明书读不懂，专业性太强，只适合医生、药师等专业人员看，不读也罢。这种认识，大错特错。

 小课堂 ⬩⬩⬩⬩⬩⬩⬩⬩⬩⬩⬩⬩⬩⬩⬩⬩⬩⬩⬩⬩⬩⬩⬩⬩⬩⬩

1. **要有看药品说明书的意识**

　　药品说明书是由国家药品监督管理局核准，指导医生和患者选择、使用药品的重要参考，也是保障用药安全的重要依据，是具有医学和法律意义的文书。药品说明书好比药品的"身份证"，是药品上市时就随身携带的"出生证明"，载明了药品最基本、最主要的信息。用药前如果不看或看不懂药品说明书，可能会有安全用药方面的隐患。

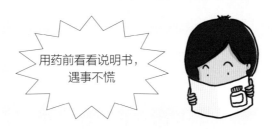

用药前看看说明书，遇事不慌

仔细阅读药品说明书

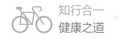
2. 读懂药品说明书的基本内容

药品说明书主要有以下几部分内容，包括药品的基本信息、适应证、禁忌证、用法用量以及药理学特性等。

打开一张药品说明书，你会发现【药品名称】项下有通用名称、商品名称，就像人有正式名字、外号，还有通用名称对应的英文名称、汉语拼音。**药品通用名**是药品说明书都必须使用的法定名称，全世界通用，但是同一个通用名的药品，在市场上会有几个甚至很多个厂家生产的情况。**商品名**是生产企业向国家有关部门申请注册的产品品牌名。通用名是"学名"，商品名是各企业给自家药品取的"昵称"，以便与其他企业药品区别开来。【成份】项下还有化学名，是根据药品的化学成分即结构式命名，好比人的指纹。

【性状】这一部分内容主要是介绍药品的外观、理化性质、组成成分、结构式、特征等。**外观**是描述这个药外表看起来是什么样子，"外貌"与"气味"有什么特征，比如告知其药片上有刻痕和字体等，将药品实物与说明书中性状的描述进行对照，可以判断药品真伪或是否变质。**药品的理化性质**主要描述药品的物理化学特征，如溶解度、酸碱度、渗透压等。再下来是药品的**主要成分**，表明该药由什么原辅料构成，标明主要药品成分。中药、中成药需要标明每味中药组成。而西药还会附上药品**分子结构式**，结构式决定了药物的一切内在性质，就好比药品的"照片"。很多同类药品具有类似的通用名称，如头孢菌素类，因为它们拥有一个相同的 β- 内酰胺环结构，而侧链略有不同。

【规格】告诉我们这盒药有几片，每一片是多少剂量。大家容易忽视的是，剂量往往对治疗起着关键性作用。比如，硝苯地平控释片有 30 毫克和 60 毫克两种规格。而同一个药物不同的剂量治疗目的也有所不同。例如，非那雄胺有两种规格：5 毫克一片用于治疗前列腺增生，1 毫克一片用于治疗脱发。因此，我们一定要重视药品的规格。

药品说明书的【功能主治】或【适应证】告诉我们药品用于"做什么"，可治疗哪种疾病或者改善哪些症状。【用法用量】是说"怎么用、用多少"。【不良反应】是指合格的药品在正确用法用量下，出现的与治疗目的无关的有害反应。【药物相互作用】是提示人们这个药与某些药物同时使用会产生什么样的结果或影响，用时多加注意。【药理毒理】向我们解释了药品"为什么"能产生这些作用，它的作用机制。而【药代动力学】提示药品在体内吸收、分布、代谢、排泄的情况，包含大量临床研究数据，为药品"为什么这样用"提供详细的实验依据。药理毒理、药代动力学常有很多专业名词，主要供医师和药师参考，患者了解即可。

【禁忌】是为了避免药物使用给人体带来的损害，明确告诉大家哪些人不能用、哪些事不能做。【注意事项】是提醒在使用药品过程中需要注意的内容，哪些因素可能影响药物作用、服药过程中需要观察的情况等。例如服用某些感冒药产生嗜睡作用，服药后应避免开车等。【贮藏】则告诉我们如何保管药品，是为了更好地保证药品质量，避免药物降解或者失效而产生不良影响。【药物过量】提示我们一旦过量使用，会产生什么后果，如何解救。【有效期】是药品被批准的使用期限，也是在一定储存条件下保证质量的期限。通常根据药品的理化性质、制作工艺、稳定性等方面制定。要在有效期内用药，避免使用过期药品。【批准文号】是每个药品专有的"身份证号"，具有唯一性，可以在国家药品监督管理局的网站上核实。

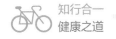
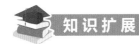知识扩展

1. 特殊人群用药需重点关注的信息

有的说明书会写明【特殊人群】使用的药物剂量或注意事项。老年患者、儿童、肝肾功能不全的患者是否可以使用，是否需要调整给药剂量。尤其儿童患者往往需要根据体重或体表面积来计算给药剂量，因此有些成人剂型的药物不适合儿童患者。另外就是孕妇和哺乳期妇女，有的药物可透过胎盘对胎儿有不良风险，有些药物可通过乳汁分泌对婴儿有不利影响，因此药物是否适合上述特殊人群使用，也可以在药品说明书中找到答案。

2. "五点提示"助你用药少迷茫

（1）不要随意扔掉药品包装盒和说明书。因为它们包含大量指导安全、正确使用药品的信息，如药品名称、成分、规格、用法用量、适应证、禁忌证、有效期、贮藏方式等。这些都是您不可不知的内容。

（2）去医院就诊或药店购买非处方药时，一定要准确地跟医师或药师描述自己正在服用的药物通用名及剂量，注意避免药物之间相互作用的问题。

（3）看清药品的主要成分，切不可为了追求治疗效果，多种药品一起使用，造成相同成分的药物超剂量使用，不良反应叠加。

（4）遵照说明书的剂量和服用方法服用（与医嘱有不同之处，应问清楚原因后再用），遵照贮藏方式保管药品，可有效减少不良反应的发生。

（5）正确看待药品不良反应。不过度惊慌，也不应麻痹大意。

误区解读

1. **说明书中有"慎用、忌用、禁用"这些字眼，都最好不用**

此说法错误。

（1）禁用：是对用药最严厉的警告。"禁用"就是绝对不能使用，由此引起的后果可能非常严重。凡属禁用的药品，绝不能抱侥幸心理贸然使用。

（2）忌用：指不适宜使用或应避免使用该药。提醒某些患者，服用此类药物可能会出现明显的不良反应和不良后果。但有的忌用药品如病情急需，非用该药不可，应联合使用其他对抗其副作用的药品，减少不良反应，尽量做到用药安全。在家庭用药时，凡遇到忌用药品也最好不用。

（3）慎用：是指该药可以谨慎使用，并不等于不能使用，但提醒患者在家庭用药时，遇到慎用药品应在医师或药师指导下用药，且必须密切观察用药情况，一旦出现不良反应立即停药。如果没有则可以密切观察继续服用。

2. **不良反应多的药就不安全，最好不用**

此说法错误。药品的治疗作用和不良反应就如同硬币的正反面，优点和缺点都是相对而言。说明书中所列不良反应并非每个人都会出现，它与患者的身体状况、年龄、遗传因素、生活习惯等多种因素有关，是在长期医疗实践中总结和积累出来的，是用药经验的一部分。大部分不良反应是轻微的、暂时的、一过性的，不会影响治疗和用药安全，只需要加强观察即可。发生严重不良反应的概率是很低的。提供完整的药品不良反应信息，是为了尊重患者用药

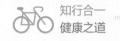

的知情权，让患者看了说明书中所列不良反应以后可以做到心中有数。没有药物是绝对安全的，没有写不良反应信息不等于没有不良反应发生。一般而言，更应该信任那些有详尽不良反应信息的厂家的药品说明书，详尽的信息反而给临床治疗的安全性添加一道防线，是对患者负责的表现。因为担心不良反应而不敢用药，则是因噎废食。

（二）保健食品不能代替药品

今天，小区进行了一场公益"健康讲课"，隔壁的王阿姨也应邀参加，开心地拿着一袋子东西回来了，说人家给她测量血压目前显示正常，又教她应该如何运动、饮食，同时给她推荐了某降低血压的保健食品，安全性好、副作用小，趁着打折活动她买了好多，准备把家里的降压药物停掉，改吃保健食品。那王阿姨真的能够用保健食品代替降压药物吗？您真的了解保健食品吗？

 小课堂

1. 什么是保健食品

根据《食品安全国家标准 保健食品》（GB 16740—2014）的保健食品定义为："声称具有特定保健功能或者以补充维生素、矿物质为目的的食品。即适用于特定人群食用，具有调节机体功能，不以治疗疾病为目的，并且对人体不产生任何急性、亚急性或者慢性危害的食品。"

保健食品的监管法律依据《中华人民共和国食品安全法》。

2. 什么是药品

药品是指用于预防、治疗、诊断人的疾病，有目的地调节人的生理机能并规定有适应证或者功能主治、用法和用量的物质，包括中药、化学药和生物制品等。

药品的监管法律依据《中华人民共和国药品管理法》。

3. 保健食品不可代替药品

首先，两者有着本质区别，定义中明确了两者适用人群、使用目的均不同。保健食品是食品，只能调理生理功能，不能治疗疾病；而药品可用于预防、治疗、诊断人的疾病，因此在保健食品包装标签上含有或暗示具有治疗作用都是违法的。

其次，盲目使用保健品有风险。以保健食品代替药品，会贻误治疗时机，甚至加重病情，存在较大的风险。某种"降糖饼干"很受部分老年人喜爱，甚至将其作为降糖药使用。查看该产品配料表就能发现，在普通饼干基础上它添加了苦荞粉、豌豆膳食纤维、大豆蛋白粉，这些成分没有降糖作用，但可以延缓血糖的升高，用降糖饼干替代降糖药物后，降糖效果大打折扣，导致患者病情加重。有的商家在所谓的"保健食品"中非法添加降血糖类化学药物，却未在配料中注明该化学药物成分的含量，若被患者忽视并长期大量服用，存在较大的安全隐患。

因此，保健食品不可以替代药品，购买使用需要谨慎。

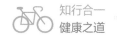

 知识扩展

1. 如何区分保健食品与药品

保健食品在一般超市及药店均可直接购买。而药品分处方药和非处方药两种。处方药是需要医师处方才能获得的，并且须在医师指导下使用；非处方药是不需要医师处方就可以在药店购买的药品，非处方药和保健食品都可在药店获得，购买时须注意区分。

首先，产品批准文号有区别。药品请认准"国药准字"，格式为国药准字＋大写的 H（或 S、B、Z、J、F）＋8 位数字。请注意，医院制剂的批准文号与以上不同，但是医院制剂不允许在医院外销售，所以其他途径购买的均不可信。保健食品请认准"国食健字"。

其次，看产品包装以及标签。保健食品的包装或标签上都会见到一个天蓝色的"帽子"型标志，俗称"小蓝帽""蓝帽子"，这是我国保健食品特有的标志。药品分为处方药和非处方药两种。非处方药在药品包装上会有 OTC 标志，OTC 还分为甲类 OTC 和乙类 OTC，甲类为红底白字，乙类为绿底白字。

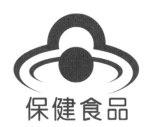

保健食品标志

最后，二者的宣传有区别。药品广告有严格的规定，只有 OTC 可以通过广告宣传，处方药不得在大众传播媒介发布广告，或以其他方式进行以公众为对象的广告宣传。而保健食品的广告需要符合《中华人民共和国食品安全法》中关于食品广告的规定，但部分商家在生产经营中存在夸大其词，诱导性宣传。保健食品不具有治疗作用，所有明示或暗示保健食品具有治疗作用的广告，都是违法的；

凡是宣称能治疗某种疾病，疗效立竿见影的保健食品都不可信。

简单来说，药品认准批准文号"药"，标签中可以预防治疗某种疾病，保健食品认准"食健"，标签中不能含有治疗疾病的相关信息。

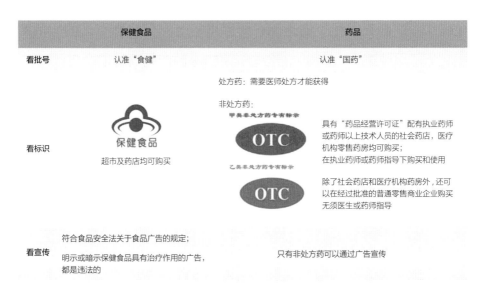

	保健食品	药品
看批号	认准"食健"	认准"国药"
看标识	保健食品 超市及药店均可购买	处方药：需要医师处方才能获得 非处方药 甲类非处方药专有标示 OTC 乙类非处方药专有标示 OTC	具有"药品经营许可证"配有执业药师或药师以上技术人员的社会药店，医疗机构零售药房均可购买； 在执业药师或药师指导下购买和使用 除了社会药店和医疗机构药房外，还可以在经过批准的普通零售商业企业购买 无须医生或药师指导
看宣传	符合食品安全法关于食品广告的规定； 明示或暗示保健食品具有治疗作用的广告，都是违法的	只有非处方药可以通过广告宣传

区分保健食品与药品的方法

2. 如何减少保健食品购买风险

首先，对症选购，保健食品只适宜特定人群调节机体功能时食用，因此要对照适应证，查看自己是不是该产品的"特定人群"，或者是不是"不适宜人群"。特别是老年人、体弱多病或患有慢性病的患者、儿童及青少年、孕妇要谨慎选择。

其次，查看产品相关信息，不购买标签和说明书中提及可以预防治疗疾病的产品，不购买没有保健食品批准文号的产品，不购买没有生产日期以及保质期的产品。

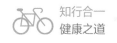
 误区解读

1. 相信社交平台、电商直播等对产品功效的宣传

这种做法是错误的。社交平台的各类养生博主会为大家定期推送某种功能的保健产品，在"健康焦虑"的快节奏时代，年轻一代也走上了"朋克养生"的道路，而家里的老人们也在自己的生活圈中交流"保健法宝"，然而，这些所谓的保健产品真的适合自己吗？

首先，由于保健食品属于食品，某些可以在食品厂生产，标准比药品生产标准低，加上大众缺乏保健食品亦有风险的常识，其引起的问题和不良反应容易被忽视；其次，保健食品中可能含有和现用药品有相互作用的成分，导致不良反应的出现或影响药物疗效。例如：使用抗血栓药物华法林的患者，若同时使用含有银杏叶、葫芦巴、当归、甘菊的保健食品，可导致华法林的抗血栓作用增强，导致出血；与含有人参的保健食品同时使用，很可能会减弱华法林的抗血栓作用，导致血管栓塞。因此，在服用任何保健食品前，一定要先咨询医生和药师，告知您的身体情况以及目前所使用的药品，由专业人员判断是否可用。

2. 药品副作用大，改用保健食品

这种做法是错误的。打开药品的说明书，会看到有一系列的不良反应，而保健食品的说明书中却很少提及相应的不良反应。相比之下，我们会认为保健食品更为安全，但事实并非如此。

药品从研发到应用于临床需要经过大量的临床试验，为我们总结众多的不良反应，一方面在实际临床应用中由于个体差异不一定会出现，另一方面是对我们的治疗有着良好的提示作用，告知您日常需要注意的问题以及如何避免不良反应的发生，而且如果治疗过程中出现了说明书中注明的不良反应，医生能够很快锁定该药物，及时进行相应的处理，保证安全。而保健食品没有这样的严格程序，在说明书中未列出相应的不良反应，不是说明更安全，而是更需要引起我们的关注，因为我们不清楚该保健食品有哪些不良反应，使用后出现问题不能很好地去查找病因。因此，我们需要辩证地看待药品不良反应，切不可因为所谓的药品副作用大而用所谓"更安全的"保健食品，使用保健食品需谨慎。

（三）理性使用抗微生物药物

每年11月的第三周为"世界提高抗微生物药物认识周"，目的是通过宣传提高人们合理使用抗微生物药物的意识和水平。感染性疾病对于人类健康和生命安全曾经是一个重大威胁，随着抗感染药物的出现，人类获得了治疗和战胜感染性疾病的"有效武器"。但是一旦"武器"使用不当，诱发各类病原微生物的耐药，就会使原有的抗微生物药物失去效用；微生物耐药性问题是"当今世界面临的最紧迫的公共卫生问题之一"。没有合理选择抗微生物药物，或超时、超量、不对症或未严格规范使用抗微生物药物，都属于抗微生物药物滥用的范畴。

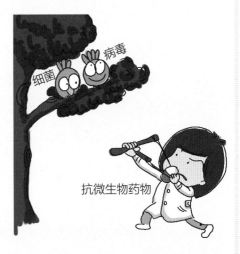

严格控制抗微生物药物使用的适应证

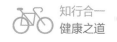
小课堂

1. 抗微生物药物不是消炎药

炎症是指机体对感染、外来物质或其他原因所致损伤的一种应激反应，其外在表现会有特定部位的红、肿、热、痛或全身反应如发热等各种不适。炎症可分为感染性炎症和非感染性炎症。其中，感染性炎症是由于致病微生物感染机体导致的炎症。因此消炎药比如常用的阿司匹林、糖皮质激素在抑制炎症反应时对各种炎症均有效；而抗微生物药物不直接针对炎症发挥作用，而是针对引起炎症的微生物起到杀灭的作用。所以，抗微生物药物不等同于消炎药，对非致病微生物所致的非感染性炎症，不可以用抗微生物药物进行治疗，不然不但无效，而且很容易诱发细菌耐药，有时还损害了人体内正常存在的有益菌群及菌群分布，导致二重感染。

2. 按规定的用法用量使用抗微生物药物

抗微生物药物不可以想起来就吃，服药次数和时间间隔要严格执行。为保证药物在体内能发挥最大药效，杀灭感染灶病原菌，应根据药物在体内作用的特点给药。青霉素、头孢菌素和其他β-内酰胺类等时间依赖性抗微生物药物，应一日多次给药。氟喹诺酮类和氨基糖苷类等浓度依赖性抗微生物药物可每日一次给药。抗微生物药物的药效依赖有效的血药浓度，如达不到该浓度，不但不能彻底杀灭微生物，反而会使微生物产生耐药性。

3. 不可自行停药

部分患者自我感觉感染症状得到了控制，就自行停药。这种认识是错误的。抗微生物药物疗程因感染不同而异，一般宜用至体温正常、症状消退后 72 ~ 96 小时，有局部病灶者，须用药至感染灶控制或完全消散。血流感染、感染性心内膜炎、化脓性脑膜炎、B组链球菌咽炎和扁桃体炎、侵袭性真菌病、结核病等需较长的疗程方能彻底治愈。

4.　能口服就不注射给药

对于大多数轻中度感染的患者，采取口服吸收良好的抗微生物药物品种即可，不必采用静脉或肌内注射给药。

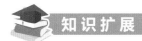 知识扩展

1.　抗微生物药物不是越新、越贵、越广谱、级别越高就越好

经验治疗时，可根据可疑的病原菌及当地耐药状况选用抗微生物药物，一旦病原菌种类及药敏试验结果明确，应尽可能选择针对性强、窄谱、安全、价格适当的抗微生物药物。每种抗菌药都有自身的抗菌谱和特性，一般要因病因人选择，坚持个体化给药。盲目、一味地迷信于新近推出的高价、广谱抗微生物药物，是在用"大炮打蚊子"，得不偿失。

2.　合理使用抗微生物药物要谨记的原则

在日常生活中，合理使用抗微生物药物要谨记以下原则：不随意购买、随意使用抗微生物药物；若用药，应按时按量服用，不随便停药换药。

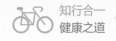

 误区解读

1. 感冒患者须使用抗菌药物

此说法错误。抗菌药物能抗细菌和某些微生物，但不能抗病毒，而感冒大多属病毒感染。因此，有条件者应在进入流行性感冒（简称"流感"）季节前接种流感疫苗，及早应用抗流感病毒的药物，通常在早期（起病1～2天内）可取得一定疗效。仅在有充分证据提示有继发细菌感染时，可使用抗菌药。随意使用只会增加不良反应，使细菌产生耐药性。

2. 腹泻须立即服用抗微生物药物

此说法错误。腹泻未必全是细菌感染所致，如腹部受凉引起肠蠕动加快，对乳品、鱼、虾及蟹等食物过敏引起肠道变态反应，外出旅行或迁居外地因生活环境的改变使肠道内正常菌群的生活环境发生变化，从而发生了"菌群失调"而引起厌食、呕吐、腹痛，甚至腹泻不止等症状；诸如此类的腹泻并不是细菌感染所致。还有些腹泻，如婴幼儿秋冬季腹泻和夏季"流行性腹泻"系病毒感染所引起；而霉菌性肠炎是由霉菌引起。病原不同，治疗方法则不同，所以应用抗微生物药物应当慎重。

（四）学会应对药物过敏反应

2个月前，小红出现心慌、手抖、乏力等不适，同时大便次数增多，体重减轻，月经量减少，无明显诱因。在当地就医后，诊断为"甲状腺功能亢进"，并予"甲巯咪唑片10毫克，

242

每日 3 次；普萘洛尔片 10 毫克，每日 3 次"治疗。小红服药 10 日后，脖子、四肢出现片状皮疹并有红肿，伴瘙痒感，立即至医院就诊，诊断为"药物性皮肤过敏"，停用甲巯咪唑片后，给予抗过敏治疗。

 小课堂

1. 什么是药物过敏

药物过敏是指药物引起的过敏反应，其在药品不良反应（adverse drug reaction，ADR）中占有很大的比重，且在人群中广泛发生。严重的药物过敏会引起过敏反应性休克或严重的皮肤、内脏损害，危及患者的生命与健康。

2. 哪些药物容易导致过敏反应

目前最常见的易引起过敏的药物有抗生素、麻醉药、造影剂、化疗药、营养支持药物及解热镇痛药等。药物过敏反应的临床表现，主要为皮肤表现，如皮疹、瘙痒、风团、红肿等；其次是呼吸系统表现，如憋气、呼吸困难、满肺哮鸣音等；再者就是神经系统和循环系统表现，如意识丧失、晕厥、面色苍白、心悸、大汗、面色青紫、头晕等；当然也有消化系统表现，如恶心、呕吐、腹痛、腹泻等。其中，皮疹、呼吸困难和意识丧失是最常见的临床表现。

3. 发生药物过敏，应如何处置

在确认或怀疑是药物引起的过敏反应后，应立即停药。如果过敏反应轻微，家中又备有抗过敏药物 [如氯雷他定、马来酸氯苯那敏（扑尔敏）、西替利嗪等]，可按药品说明书指示的用法立即使用。如果患者出现胸闷、气短、面色苍白、出冷汗、手足冰凉、血

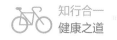
压下降等表现，应立即送医院。在去医院之前，设法让患者就地平
躺，让头偏向一侧，解开衣扣，确保呼吸通畅，若能采取一些简单
的急救措施，如清除口鼻内分泌物、吸氧，则更利于缓解病情。

4. 如何预防药物过敏

患者平时应注意避免使用易引起过敏反应的药物，对于易过敏
体质者，使用药物前做好抗过敏准备，必要时到医院做过敏原测
试，明确药物过敏种类。

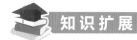
知识扩展

1. 药物过敏试验

药物过敏试验（又称皮试）是一种将极低浓度、极小剂量药液
注入患者皮内（即真皮与表皮之间）的有创操作，用于预测Ⅰ型皮
肤过敏反应。青霉素皮试是目前预测青霉素Ⅰ型过敏反应最快捷、
灵敏、经济的方法。2017年，国家卫生和计划生育委员会发布的
《青霉素皮肤试验专家共识》指出：无论成人、儿童，无论口服、
静脉滴注或肌内注射等不同给药途径，应用青霉素类药物前均应进
行皮试，停药72小时以上，应重新皮试。无论对于成人还是儿
童，科学规范的青霉素皮试可排除部分青霉素皮试的假阳性，增加
患者使用青霉素类抗生素的机会，减少广谱、昂贵和有潜在风险的
其他药物的不合理使用。

2. 常见的抗过敏药物

如果家人经常过敏，建议家中常备点抗过敏药物。抗过敏药物
主要包括4种类型：①**抗组胺药**。临床常用的有马来酸氯苯那敏

（扑尔敏）、苯海拉明、异丙嗪、赛庚啶、特非那定、西替利嗪、氯雷他定、地氯雷他定、左西替利嗪等，这些药物治疗皮肤黏膜过敏反应的效果较好，尤其对昆虫咬伤导致的皮肤瘙痒和水肿等有效，对血清病的荨麻疹等皮肤症状也有效；但对支气管哮喘治疗效果较差，有关节痛和高热等症状的患者用药无效。驾驶人员或机械操作人员工作时应避免使用中枢抑制作用较强的品种。②**过敏反应介质阻滞剂**。主要包括酮替芬、色甘酸钠等，可以有效治疗过敏性鼻炎、溃疡性结肠、支气管哮喘、过敏性皮炎等。③**钙剂**。作用是增加毛细血管的致密度，同时降低通透性，能够减少渗出，减轻或缓解各种皮肤过敏症状。常用于治疗荨麻疹、湿疹、接触性皮炎、血清病、血管神经性水肿等过敏性疾病的辅助治疗。主要有葡萄糖酸钙、氯化钙等，常采用静脉注射，起效迅速。④**免疫抑制剂**。主要对机体免疫功能具有非特异性的抑制作用，对各型过敏反应均有效，但主要用于治疗顽固性外源性过敏反应性疾病、自身免疫病和器官移植等。这类药物主要有肾上腺皮质激素，如泼尼松、地塞米松，以及环磷酰胺、硫唑嘌呤等。抗过敏药不宜长期、大剂量使用，容易引起耐药现象，服用时间宜按疗程使用，若长期使用药效会下降。如果需要同时服用治疗其他疾病的药物，一定要咨询医生。

 误区解读

1. 用过的药不会引起过敏反应

此说法错误。其实，以往曾用过或经常用但从未引起过敏的药

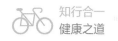
物，也有可能发生过敏反应。药物过敏反应是药物第一次进入机体后，刺激免疫系统产生相应抗体（或致敏淋巴细胞），只有当这种药物再次进入人体时才会发生变态反应。也就是说，一般是 2 次以上用药才会发生过敏反应。使用药物的次数越多，引起过敏反应的可能性越大。再者，所用药物的厂家不同、同一厂家所生产药物的批次不同（药物内所含杂质不同），这些都能成为引发过敏反应的原因。所以，青霉素之类的药物没有连续用药而再次使用时，都必须做过敏试验。

2. 过敏反应都发生在用药时

此说法错误。药物过敏反应不只发生在用药的当时。有些药物过敏反应是有潜伏期的，如一些药物可能在几个月，甚至若干年后，才发生以皮疹为主要表现的过敏反应。常见于治疗糖尿病、甲状腺功能亢进或痛风的药物，如呋喃唑酮引起的过敏反应，不少便发生在用药后 20 天。

3. 出现过敏反应停止用药就行了

此说法错误。发生过敏反应后，停药只是首要措施，同时还应加强观察，根据病情进行对症治疗，并嘱咐患者多饮水，以利于体内药物从小便中迅速排出。必要时，可通过输液，加速药物排出。

4. 过敏反应只有皮肤症状

此说法错误。常见的药物过敏症状是皮肤潮红、皮疹、瘙痒等。此外，药物过敏还可出现发热、哮喘、呼吸困难，严重者可导致过敏性休克，甚至导致肝、肾等器官以及消化、呼吸、神经、血液、循环等系统损害。

5. 抗过敏药不会引起过敏反应

此说法错误。有文献报道，常用的抗过敏药，如马来酸氯苯那敏（扑尔敏）、苯海拉明、西替利嗪、氯雷他定及依巴斯汀等，也可能会引起过敏反应。

（五）"是药三分毒"也适用于中药

53岁的王阿姨，便秘多年，但从来没有去医院看过，每次都自己购买润肠通便的茶包，服用后确实通畅了很多，间断性喝了3年左右。但是最近不仅便秘还出现了腹胀、下腹部疼痛、消化不良和食欲下降等症状，家人见状立即带王阿姨去医院就诊。医生在给王阿姨做结肠镜检查时，发现王阿姨的肠子像"蛇皮"一样，经诊断，被确诊为"结肠黑变病"。经了解后，发现王阿姨买的茶包里主要是大黄、芦荟、番泻叶和决明子等含蒽醌类成分有泄下作用的中药。可是，中药不是天然安全、毒性小吗，为什么还会得"结肠黑变病"？

 小课堂

1. 中药也是药，"是药三分毒"

中医药是我国的传统文化，很多人乐于使用中药（包括草药及中成药）治疗疾病和调理身体，认为中药安全、毒性小，相对于西药，中药对身体的损害小。但是，中药也是药，"是药三分毒"。药店或者网上购买的排毒养颜、清肠通便类的中草药或者茶包大多添加了含蒽醌类的中药，如大黄、芦荟、番泻叶和决明子等。此类

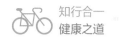

药物性味偏寒，属于泄下类药物，如果大量、长期服用蒽醌类药物或保健食品不仅会造成肠道蠕动力减弱而且会产生依赖性、使肠道变黑，甚至癌变。

2. 中药的"毒"是指什么

传统中药"毒"的含义有狭义、广义之分。狭义的毒是指药物的毒副作用。不仅仅西药有肝肾损害，中药也是如此。有些药物的治疗剂量与中毒剂量比较接近，例如马钱子，稍一过量就可能出现中毒反应。中毒剂量因患者体质、年龄有一定差异，马钱子轻中度中毒可表现为头晕头痛、恶心呕吐、烦躁、心跳加快和肌肉抽动等，严重中毒可表现为抽搐、惊厥、呼吸困难，甚至死亡。

广义的毒是指药物的毒性具有普遍性，即通常所说的"是药三分毒"，"毒"就是"药"，"药"就是"毒"。药物之所以能够驱邪治病，就是因为药物的这种偏性——毒性。如果是辨证用药，这种毒性就是它的治疗作用；如果不对症，就是真的"中毒"。我们常说的"以毒攻毒"，就是利用中药材的这种毒性来达到治疗疾病的目的。比如砒霜，是由砒石经升华而得的精制品，主要成分是三氧化二砷。现代医学主要用它治疗白血病，对其他血液系统疾病也有效，甚至是对肝癌、结肠癌等多种的恶性实体瘤也有作用。此外，还有雷公藤、雄黄、斑蝥、蟾蜍等有毒中药，在保证安全用药的前提下，适量的剂量就可以达到治病的目的，但是若使用不当，就是真正的毒药。

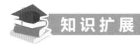 知识扩展

1. 应该怎么选择中成药

应根据适应证或咨询医生选择。很多中成药因疗效确切，安全性高，深受人们青睐，在社会药房以非处方药（OTC）销售。但在不了解中成药适应证和禁忌证前提下，盲目滥用该类药品，也会给健康带来伤害。因此在药房购买此类中成药时，要咨询药师，根据适应证用药。"是药三分毒"，同样适用于中成药。大家在应用中成药时，要记得咨询医生和药师后，合理地使用中成药。

2. 中药可以长期吃吗

无论是中药还是西药，治疗疾病都讲究疗程。长期服用中药的话，会给身体造成一定的危害，而且有些药物还有依赖性。例如，长期使用何首乌，将会使得体内大量累积大黄酚，这种物质的毒性也很高，同样会损伤到肝细胞。一些本已经存在肝疾病的人，更不可私自服用。因此，如无特殊原因，切不可长期服用中药。

 误区解读

1. 中药保健品可以随便吃

此说法错误。现在市场上各类中药保健品琳琅满目、参差不齐。请普通大众一定要擦亮眼睛，不要盲目选择。一些中药保健品，为了改善口感，多添加有蜂蜜、白砂糖等，所以糖尿病患者就不宜服用，如茯苓饼；此外，还有凉茶，主要成分是菊花、金银花、夏枯草、甘草等多为寒凉的中药，能清热去火，缓解大便干

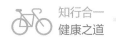
燥、牙龈肿痛等症状，但手脚冰冷、胃寒等阳虚的人尽量少喝。

2. 中药、西药可以一起吃

此说法错误。中药成分比较复杂，可能会和西药发生相互作用，产生一些不良反应，还可能会加重肝肾的负担，导致疾病的加重。比如贯叶金丝桃，不需要处方就可以买到，不仅能治疗抑郁，还能改善睡眠和焦虑等症状，但是与一些西药一起吃的话，可能就会发生不良反应。研究发现，贯叶金丝桃能降低降压药物硝苯地平的疗效，一起吃的话，可能会使血压控制不好。所以最好在用药之前，咨询医生或者药师，看是否需要西药和中药一起服用，不能盲目合用中药和西药。

3. 可以采摘新鲜的中药自己熬煮

这种做法是错误的。大部分的中草药都是要经过加工炮制才可以使用的，炮制的目的主要是降低中药的毒性。如果中药材不经过处理，直接服用了新鲜的或者生药材，就会加大中毒的风险。比如中药附子，没有经过炮制的附子毒性较大，生附子中毒之后，会表现出口唇及手脚发麻、流口水、胸闷心慌等症状，严重者会出现呼吸困难以及言语障碍、大小便失禁等可危及生命的中毒症状。

4. 补药谁都可以吃

此说法错误。在现代社会，人们为了保持健康、抗衰老、延年益寿，常会片面地追求养生，没事就"补一补"，长时间大量地服用人参、阿胶、枸杞、黄芪、当归及鳖甲等补药。其实补药并不适合所有人。如人参每天服用超过 30 克，连续服用 2 个月，将会出现头晕、血压升高、烦躁、失眠，甚至出现脑出血等症状。阿胶也是滋补的上品，能滋阴补血、止血。但如果服用过多或者服用不当会出现消化不良、腹胀、腹泻、便秘等消化道症状，以及口干舌燥、口苦口黏、乏力头晕等火气上亢的症状。正所谓"过犹不及"。补药虽是"好药"，但不是人人都能吃的，需要在中医师指导下辨证施治。

答案：1. C；2. A；3. ×

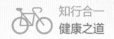

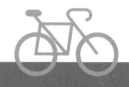

健康知识小擂台

单选题：

1. 下列关于保健食品的说法，不正确的是（　）

    A. 保健食品是食品不是药品

    B. 保健食品不能治疗疾病

    C. 保健食品很安全，可以随便使用

    D. 保健食品不可代替药品

2. 一旦确认过敏反应，应立即（　）

    A. 停用可疑药物　　　　B. 服用抗过敏药物

    C. 减少药量　　　　　　D. 减少用药次数

判断题：

3. 药物过敏反应只有皮肤症状。（　）

合理用药
自测题

（答案见上页）

伤害预防

（一）一盔一带，减少道路交通伤害

王阿姨今天像往常一样一早骑着电动自行车上班，在经过一个十字路口时，与对向车道一辆黑色小汽车发生了猛烈的碰撞，王阿姨的头部撞在小汽车的侧面车窗玻璃，小汽车的车窗玻璃被撞碎，王阿姨被甩出2条车道。所幸的是头盔起到了保护作用，王阿姨头部并未受伤，只是腿部有轻微的擦伤和扭伤，随后去医院就诊后简单处理回家休养。王阿姨单位的一个同事平时也是骑电动自行车上下班，但未佩戴安全头盔，在一次上班途中与卡车相撞后救治无效死亡，从此王阿姨对该事件感触颇深，养成了佩戴安全头盔的习惯。

 小课堂

根据WHO研究表明，道路交通伤害的5大影响因素为安全头盔、安全带、儿童安全座椅、超速和酒驾。目前，我国对酒驾已经有了严厉的处罚措施，发生率已控制到较低水平，国内各级公路网已配置了庞大的摄像头和天眼系统，也使得机动车超速的现象大幅好转，而其他3项因素仍需加强教育和监管。

1. 佩戴安全头盔，减少电动自行车伤害案件

近年来在我国发生的道路交通死亡案件中，电动自行车事故死亡人数占比逐年上升。WHO道路安全全球状况报告指出，正确佩

戴安全头盔能够使死亡风险降低约 40%，重伤风险降低近 70%。

目前国家层面仅有摩托车强制佩戴安全头盔的法律条款，但国内很多地区对于电动自行车强制佩戴安全头盔也已建立了相关的地方条例。2021 年 5 月上海实施的《上海市非机动车安全管理条例》，明确规定电动自行车驾驶人和乘坐人员必须佩戴安全头盔。

安全头盔为什么能有效降低电动自行车交通事故危险性和严重伤害呢？我们知道电动自行车车速较快，骑车人发生交通事故后极易从车上摔下来，一旦摔到地面或碰撞到其他固定物时，头部容易产生震荡，颅脑内的脆弱组织会因为惯性在颅腔内发生二次碰撞，导致更严重的后果。而安全头盔不仅通过降低外力对头部的冲击来减低头部和脑部的损伤，还相对固定了头部使其不易晃动，头盔内部的软性缓冲物质也能吸收和分解一部分因撞击产生的冲击力，将其扩散而不至于集中在头部某点，此外它还有效隔绝了外部硬物或尖锐物的撞击从而保护头部。

在选购安全头盔时可以参考国家标准，选择 A 类全盔或半盔，或者 B 类半盔。

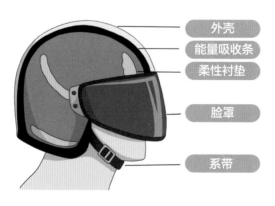

外壳
能量吸收条
柔性衬垫
脸罩
系带

安全头盔结构

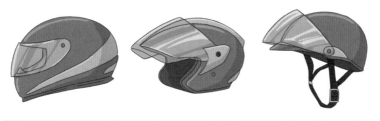

全盔:能提供全方位的保护。
半盔:下巴处没有保护。
B 类盔不适用于总排气量125毫升以上（含125毫升）的摩托车。

安全头盔类型

正确佩戴头盔四要点:

（1）头盔佩戴须盖住驾乘人员的前额才能有效保护头部不受损伤。

（2）头盔织带的耳脚必须固定在耳垂下。

（3）头盔织带的下部必须扣好系紧，遇到冲击力不会脱落。

（4）佩戴好后整个头盔角度和舒适度要调整到最佳状态。

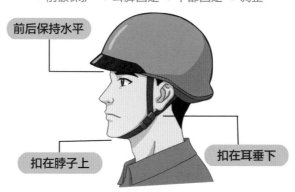

正确佩戴头盔——四要点
● 前额保护 ● 耳脚固定 ● 下部固定 ● 调整

正确佩戴头盔四要点

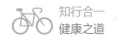
2. 正确使用安全带和儿童安全座椅，确保出行安全

佩戴安全带可使驾驶者和前座乘者的死亡风险降低 45% ~ 50%，并使轻伤和重伤风险降低 20% ~ 45%。对于后座乘者，安全带可使死亡和重伤率降低 25%，轻伤率降低 75%。《中华人民共和国道路交通安全法》第五十一条规定：机动车行驶时，驾驶人、乘坐人员应当按规定使用安全带。

为了保护机动车乘员，安全带已设计成车内的固定装置，这样一旦发生车辆碰撞，驾驶员和其他乘客就不会被抛出车外或在车内翻滚而受伤。如果后座乘客没有系上安全带，或者后座有一些没被固定的物体（如行李），则安全带对前座乘员的有效性就会减低。在预防道路伤害中，强制性使用安全带拯救了很多人的生命且已有许多成功的经验，特别是对最常见的导致头部严重创伤的正面碰撞是极其有效的。

未成年人由于身高和体重的原因，无法使用成人安全带，这时候就要家长在家用车使用儿童安全座椅了。2021 年我国新颁布的《中华人民共和国未成年人保护法》中规定：未成年人的父母或者其他监护人应当为未成年人提供儿童安全座椅。

儿童约束装置（包括儿童安全座椅和增高垫）被证实了能有效保护儿童在车辆事故中免受伤害。研究表明，在汽车碰撞时，正确使用儿童安全座椅可以降低约 70% 的婴儿死亡率，约 54% 的幼儿死亡率。

儿童安全座椅的使用和安装必须正确，否则不能起到有效的保护措施。那作为家长应该如何正确地选择和使用儿童安全座椅呢？要根据孩子的年龄身高和体重综合考虑，一般可以遵循以下原则。

（1）1岁以下的儿童（13公斤以下）一定要选用反向安装儿童安全座椅或者可转换式儿童安全座椅（转成反向式安装）。

（2）1～4岁儿童（9～18公斤）可以选择前向式儿童安全座椅。

（3）4～11岁儿童（15～36公斤，身高145厘米以下）可以选择有靠背增高垫或无靠背增高垫。

（4）11岁以上（36公斤以上，身高145厘米以上）可以使用成人安全带的约束位置在儿童的肩部与胯部，背靠座椅坐，双脚平稳着地。

使用中牢记两个注意点：①因为市场上各类功能的儿童安全座椅不尽相同，如果对儿童安全座椅的使用有疑惑，查看说明书或电话咨询安全座椅厂商是首要原则。②在使用儿童安全座椅时，随着年龄的增长可能升级到后一阶段适用的儿童安全座椅，而前一阶段的儿童安全座椅仍能使用（未超出儿童安全座椅规定的年龄身高和体重范围），造成跨组别的情况，这时候家长应该尽可能使用前一阶段的儿童安全座椅，因为前一组别的儿童安全座椅相对于低龄儿童保护性更好。

 知识扩展

1. 佩戴质量不过关的头盔存在严重安全风险

自公安部门在全国范围实行"一盔一带"安全行动以来，电动自行车安全头盔需求量大大增加，部分生产厂家看到了商机，却因利益驱使生产出大批无缓冲和保护性能的头盔。相关国家监测机关

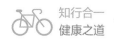

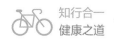

检查出大量不符合生产标准要求的头盔，无法起到保护电动自行车驾驶人员的安全的作用，反而存在较大安全隐患，甚至可能增加驾驶人员的受伤风险，造成头部严重损伤。所以在选购的过程中应当选择符合国家标准的电动车头盔，选用抗冲击、碾压的能力较强的产品。

2. 冬季如何正确使用儿童安全座椅

随着天气越来越冷，孩子们穿上厚重的羽绒服乘坐小汽车的现象越来越多，冬季使用儿童安全座椅最需要注意如何固定孩子。如果孩子身穿羽绒服坐进儿童安全座椅内，车辆在行驶过程中颠簸会导致衣服内的空气不断被挤压，从而使衣服越来越薄，这样的话儿童安全座椅内的五点式或者三点式安全带与孩子之间的空隙加大，导致不能牢固束缚孩子，而且羽绒服的表面大多采用光滑的面料，造成束缚带缺乏足够的摩擦力固定孩子，当发生碰撞时孩子很容易从座椅中飞出。正确的做法是将孩子的羽绒服脱下，穿贴身的单衣先将孩子正确束缚在儿童安全座椅上，检查是否已按正确的方法固定好，然后再将羽绒服反盖在其身上，这样既安全又保暖。

 误区解读

1. 家用车后排乘客不需要系安全带

此说法错误，家用车后排乘客也需要系安全带。家用车在前排设置了安全气囊和安全带起到减轻冲击和保护作用，而多数车后排没有安全气囊的保护。严格意义上来说，后排乘客比前排人员更需要系好安全带。当发生交通事故时，依照惯性前排乘客会向前部俯冲，对肺部容易造成挤压。并且在车辆侧翻的情况下未系好安全带的乘客会受到强烈的冲击，甚至会"飞出窗外"。因此前后排乘客都需要系好安全带，保护自身和他人的人身安全。

2. **同时使用两种方式固定儿童安全座椅，孩子更安全**

这种做法是错误的。目前市场上常见的儿童安全座椅的固定方式有两种，分别为 ISOFIX 系统固定和安全带系统固定，前者是通过安全座椅上的两个 ISOFIX 刚性装置与车辆座椅或车身结构上 ISOFIX 固定点系统相连接，后者是通过安全带按照一定的路径固定儿童安全座椅。这两种固定方式如均按照厂商说明的正确安装方式进行固定，其安全性能是一样的，因为无论何种安装方式均经过厂商的碰撞测试合格后才予以生产和销售。但只能选择其中一种固定方式，有些家长为了孩子的安全将两种方式同时固定儿童安全座椅，这种做法是错误的；因为厂商并未对同时使用两种方式固定座椅进行碰撞测试，所以不能确定其安全性。

（二）正确饲养宠物，预防相关疾病

认识狂犬病

2018 年 7 月 18 日，21 岁的大学生刘某某在父亲怀里去世，从狂犬病发作到去世仅仅三天。去世前，他在房间里不停嘶吼，还将病房的床单被罩撕得粉碎。造成这一悲剧的，仅仅是因为刘某某在 6 月下旬驱赶一只没有牵绳的小狗时，手被小狗的牙齿刮破皮。

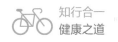
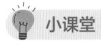小课堂 ●

1. 狂犬病的危害

狂犬病是由狂犬病毒感染引起的一种人畜共患病，可以在动物和人之间传播，寄生的宿主和携带者主要是犬科动物（包括犬、狼、狐狸和豺类动物）、浣熊科动物、麝猫类动物（如猫鼬）、臭鼬科动物和翼手目动物（如蝙蝠）。一旦发病，致死率几乎可达到100%。

狂犬病患者临床大多表现为特异性恐风、恐水、咽肌痉挛、进行性瘫痪等。狂犬病潜伏期通常为 1～3 个月，极少超过 1 年，潜伏期长短与病毒的毒力、侵入部位的神经分布等因素相关。近年来我国每年仍有 200 多例的人狂犬病病例发生，绝大多数由犬伤人引起。而每年被狗咬伤的人更是不在少数，特别是在夏季。

2. 狂犬病的预防

（1）犬只疫苗接种：人类狂犬病的传染源主要是狗，所以家养宠物狗是携带狂犬病毒并将其传播给人的最大群体。狗和人一样，并不是天生就携带狂犬病毒的，但狗作为最常见的传播宿主，它们更需要定期、按时接种狂犬病疫苗。当狗狗们的狂犬病疫苗接种率达到一定程度，就可以大大减小，甚至阻断当地狂犬病的传播风险，从根本上控制人感染狂犬病的发生。狗狗出生满三个月，养犬人应将其送至正规的狂犬病免疫点接种犬用狂犬病疫苗，并植入电子标识，以后每年定期加强接种一次。

（2）避免宠物咬伤：正常的狗狗不会无缘无故乱咬人，但当它们感到害怕或生气时就不一定了。与狗狗相处时，我们需要换位思考，尊重它们的生活习性。

很少有人会真的讨厌狗狗这类可爱的小动物，但是很多人会怕狗狗猝不及防地扑过来咬人，更怕得狂犬病，毕竟一旦发病，致死率100%。

因此，不管狗狗在家里的性格是否温顺，外出遛狗时，狗主人都应该考虑到对周边环境和人群的影响，做到文明养狗、遛狗。

为了提防宠物伤人事件，狗主人应自觉遵守法律法规的规定。同时，携带宠物外出时，应自觉避开餐厅、酒店、商场、影剧院、公交车等人群密集的公共场所；遛狗时应牵狗绳；如果携带大型犬外出，要给其佩戴嘴套，并由成年人牵领；及时清理宠物粪便，以保护环境、预防疾病；饲养"另类"宠物的家庭应做好相关措施，以免其逃逸，惊吓或伤害他人。

（3）宠物咬伤后处理：如果确实被疑患狂犬病的动物咬伤或者抓伤，应立即做好伤口的局部处理，这一步至关重要。

1）伤口冲洗：用肥皂水（或其他弱碱性清洗剂）和一定压力的流动清水交替清洗咬伤或者抓伤的每处伤口至少15分钟。最后用生理盐水冲洗伤口以避免肥皂液或其他清洗剂的残留。

2）消毒处理：彻底冲洗后用稀碘伏（浓度0.025%～0.050%）、苯扎氯铵（浓度0.005%～0.010%）或其他具有病毒灭活效力的皮肤黏膜消毒剂消毒涂擦伤口皮肤或消毒伤口内部。

3）接着根据疑患狂犬病动物的接触方式采取相应处置措施。

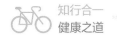
接触疑患狂犬病动物后处置措施

暴露 类型	接触方式	暴露 程度	暴露后免疫预防处置
I	符合以下情况之一者： 1. 接触或喂养动物； 2. 完整皮肤被舔舐； 3. 完好的皮肤接触狂犬病动物或人狂犬病病例的分泌物或排泄物	无	确认接触方式可靠则无须处置
II	符合以下情况之一者： 1. 裸露的皮肤被轻咬； 2. 无出血的轻微抓伤或擦伤	轻度	1. 处理伤口； 2. 接种狂犬病疫苗
III	符合以下情况之一者： 1. 单处或多处贯穿皮肤的咬伤或抓伤； 2. 破损的皮肤被舔舐； 3. 开放性伤口或黏膜被唾液污染（如被舔舐）； 4. 暴露于蝙蝠	严重	1. 处理伤口； 2. 注射狂犬病被动免疫制剂（抗狂犬病血清/狂犬病人免疫球蛋白）； 3. 注射狂犬病疫苗

　　暴露于啮齿类动物、家兔或野兔时通常无须接受狂犬病暴露后免疫预防。禽类、鱼类、昆虫、蜥蜴、龟和蛇不会感染和传播狂犬病；因为研究证实所有的哺乳动物都可能患狂犬病，而上述不属于哺乳动物，不会感染和传播狂犬病。

　　发生在头、面、颈部、手部和外生殖器这些神经丰富部位的咬伤属于III级暴露，较为严重，应立即开始处置。

　　需要强调的是被宠物咬伤或抓伤后有破损的皮肤或黏膜，感染的风险就会增大；如果还沾染了口水，那就更要小心了。研究发现狂犬病病例的唾液和脑组织中的狂犬病毒含量较高，而血液中未发现过狂犬病毒。因此，最常见的狂犬病暴露就是口水，而狗狗经常舔爪子，这也是为什么大多数狂犬病病例都是被咬伤和抓伤所致。

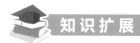 知识扩展

1. 被人咬了会不会得狂犬病

有感染狂犬病的风险，要满足以下几个条件：①有病毒，致伤动物本身携带狂犬病毒；②有损伤，被感染狂犬病毒的动物咬伤、抓伤，有破损的皮肤或黏膜；③有口水，狂犬病病例的唾液、脑组织等病毒含量高，而血液中未发现狂犬病毒。

首先，咬人者如果没有感染狂犬病毒，被咬伤者自然没有得狂犬病的危险。

其次，咬人者就算感染了狂犬病，如果还没有发病也不会传播病毒。狂犬病从暴露（被动物咬伤或抓伤）到发病的潜伏期大约要经过 1～3 个月（1 周以内或 1 年以上的极少）。而在潜伏期内，咬人者的唾液并不携带狂犬病毒。

再者，人得了狂犬病，症状并非咬人。狂犬病的初期症状并不典型，包括：不适、厌食、疲劳、头痛、发热；恐惧、焦虑、激动、易怒、神经过敏、失眠、抑郁等。但很快发展到急性期，就会出现典型的临床表现，如以下两种情况：①狂躁型，大约 2/3 的病例都表现为狂躁型，但这种"狂躁"不等于"狗化"，是不会到处咬人的。狂躁型病例通常表现为极度恐惧、恐水、怕风、咽肌痉挛、呼吸困难、排尿排便困难及多汗流涎等。②麻痹型，此类病例没有典型的恐水现象，表现为高热、头痛、呕吐、咬伤处疼痛，继而出现肢体软弱、腹胀、共济失调、大小便失禁等。不论是狂躁型还是麻痹型，都会在首次出现临床症状后的 7～10 天内死亡。

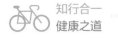

2. 在外地没打完狂犬病疫苗，回原籍怎么打呢

使用原品牌或更换另一种品牌，按原程序完成后续剂次接种即可。

（1）若当地有同一品牌的狂犬病疫苗时，受种者应尽量使用同一品牌狂犬病疫苗完成全程接种。

（2）若当地未使用原疫苗品牌时，受种者完全可使用不同品牌的合格狂犬病疫苗，继续按原程序完成全程接种。需要注意的是，如果原接种程序为"2-1-1"，则后续剂次接种也需要根据疫苗说明书，使用支持"2-1-1"程序的狂犬病疫苗产品。

（3）由于疫苗脱离冷链时间过长会导致效价降低，原则上就诊者不得携带狂犬病疫苗至异地注射。

 误区解读

1. 打了狂犬病疫苗，就不需要处理伤口了

被疑似患狂犬病的动物咬伤或抓伤后，首先需要做的重要一步是——伤口清洗。彻底清洗伤口可以大大减少伤口部位的病毒数量，避免病毒大量侵入周围肌肉，让后续消毒事半功倍。伤口清洗的正确步骤：用肥皂水或其他弱碱性清洗剂和流动的清水交替冲洗伤口15分钟左右。有些犬伤门诊还配备了专业冲洗设备和专用冲洗剂，可以对伤口内部进行自动冲洗。最后用生理盐水冲洗伤口以避免肥皂液或其他清洗剂残留。

2. 接种不同厂家的狂犬病疫苗会影响效果

就像去超市买牛奶，不论是什么品牌，喝进去的都是从奶牛身

上挤出来的富含钙和蛋白质的牛奶。而狂犬病疫苗则更为严格，所有厂家生产的狂犬病疫苗在上市前，都必须符合《世界卫生组织狂犬病疫苗立场文件》和《中国药典（2020 年版）》的质量要求，即在疫苗有效期内，细胞培养疫苗的效价不得低于 2.5IU/ 剂。目前我国使用的狂犬病疫苗都是细胞培养疫苗，因此只要批签发合格，无论进口还是国产，效价都不会低于 2.5IU/ 剂。使用不同厂家生产的疫苗替换接种的试验数据不足，但根据既有的狂犬病和疫苗接种不良事件的监测结果来看，不同厂家生产的疫苗替换接种并不会产生相互反应，也不会影响疫苗效果和安全性。

认识疥疮

　　李阿姨今年 63 岁，退休多年，平日一人独居，对小动物甚是喜爱，经常喂养、照顾流浪猫、狗。最近她感觉双手的指间出现红色针尖大小的丘疹、水泡、脓疱，而且瘙痒难忍，王阿姨就在药店购买了一些治疗湿疹皮炎药膏涂抹，1 周后不见好转，反而在手腕、腋下、大腿内侧等多处也出现了类似症状。无奈之下，李阿姨只好前去医院就诊，医生告知她得的是疥疮。

 小课堂

1. 什么是疥疮
　　疥疮是由于疥螨（俗称"疥虫"）寄生于人和哺乳动物的皮肤角质层内，引起人或动物剧烈瘙痒的接触传染性皮肤病。

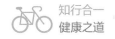
疥螨是一类永久性寄生螨，其发育过程经过卵、幼虫、前若虫、后若虫和成虫 5 个阶段，全部生活史都在寄生宿主皮肤角质层内自掘的"隧道"内完成，需 10 ~ 14 天。雌性后若虫与雄性成虫一般于晚间在宿主皮肤表面交配，多数雄螨在交配后即死亡，或在隧道内短期生存；雌性后若虫交配后 20 ~ 30 分钟重新钻入宿主皮肤内，蜕变成雌螨成虫，2 ~ 3 天后在隧道内产卵 2 ~ 4 枚 / 次。雌螨寿命 4 ~ 6 周，一生可产卵 40 ~ 50 枚。雌螨离开宿主后尚能生存 2 ~ 10 天，且可以产卵和孵化。

2. 感染疥螨后有哪些症状和危害

疥螨寄生于宿主的皮肤角质层，并挖掘"隧道"在内移行、发育，对宿主皮肤产生机械性刺激和损伤，其产生的排泄物、分泌物和死亡的虫体等引起宿主发生迟发性超敏反应，导致寄生部位周围血管充血、炎症渗出，皮下组织水肿、坏死、增生。临床表现为局部皮肤出现淡红色、针头大小的散发性丘疹、水泡、乳黄色脓疱等，多为对称分布。剧烈瘙痒是疥疮最突出的症状，夜晚加剧，患者常因此难以入睡，并因剧烈瘙痒而搔抓，导致螨虫在皮肤内移动，加重破坏，还容易引起继发细菌感染，出现毛囊炎、脓疱、疖肿等。好发部位有手指、手腕曲侧、腋前线、乳晕、脐周、阴部及大腿内侧。

动物感染疥螨后起初表现为皮肤发红，出现红色小丘疹，后变为水疱，水疱破溃后，流出黏稠黄色油状渗出物，干燥后形成鱼鳞状痂皮，局部剧痒，严重脱毛。一般开始于鼻梁、眼眶、耳郭基部等部位，而后扩散至全身。疥螨若寄生于动物耳道，则表现为不停地摇头、抓耳、鸣叫，在物体上摩擦耳部，甚至引起外耳道出血，有时向病变一侧做旋转运动。

此外，螨虫的虫体、排泄物、分泌物等含有多种抗原或变应原物质，还可引起人类过敏性鼻炎、皮炎和哮喘，影响人体健康。

3. 疥疮是如何传播的

感染了疥螨的人和动物都可以通过人–人、人–动物、动物–动物间的密切接触传播。如与患者握手，接触患者的衣服、毛巾、被褥、手套或鞋袜等，与患病的动物接触等多种途径。特别是老人、儿童，因免疫力低下，更容易被感染。

4. 如何治疗和预防控制疥疮

疥疮患者应及时治疗。常用硫软膏、苯甲酸苄酯、复方敌百虫霜剂、优力肤霜剂及伊维菌素等药物涂抹患处，治疗观察1周左右，如无新的皮肤损伤出现，才可认为痊愈。同时，患者的衣服被褥等用沸水或蒸汽处理，房间可用杀螨剂处理，家中的其他患者和动物也需同时进行治疗和处理，才能阻断传播。

提高自我保健意识和技能。改善居住条件、养成良好的个人卫生习惯，勤洗澡、勤换衣服、勤晒被褥，注意室内通风换气；同时尽量避免与患者和患病动物接触，如已有家庭成员感染，要立即采取隔离措施和彻底治疗，不使用其所用的衣物，减少感染机会，杜绝蔓延。

知识扩展

1. 宠物携带的常见寄生虫病

（1）弓形虫病：弓形虫病是由刚地弓形虫寄生于人和动物的有核

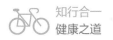

细胞内引起的寄生虫病。猫是刚地弓形虫的唯一终宿主，感染弓形虫后的猫常表现发热、厌食、精神萎靡、呼吸困难、咳嗽、眼和鼻有分泌物、黏膜苍白；其粪便中排出的弓形虫卵囊具有传染性。人通过被卵囊污染的食物、水或未清洁的手等途径进食时获得感染。

人体感染后大多数为无明显症状和体征，仅在机体免疫功能缺陷或低下时，隐性感染可转为急性或亚急性，从而出现严重的弓形虫病，如弓形虫眼病、弓形虫脑病等。弓形虫病主要危害是会严重影响优生优育，如孕妇妊娠早期感染弓形虫，不但易致流产、早产、死胎等不良妊娠结局，而且通过胎盘 - 胎儿血液循环、垂直传播导致新生儿的先天性弓形虫病，如新生儿脑积水、小脑畸形等。

科学养猫
科学防护

（2）钩虫、蛔虫和绦虫病：钩虫、蛔虫和绦虫病是犬小肠中常见的寄生虫病。感染了这些肠道寄生虫病的犬常表现为食欲大减、发育不良、生长缓慢、消瘦、皮毛粗硬、易脱落、呕吐、腹泻和便秘、血便、贫血等。

随感染犬粪便排出虫卵，在外环境土壤中发育至具有感染性的幼虫对人类健康具有潜在的威胁。人往往通过食入或吸入被虫卵污染的蔬菜、食物、水源、手指或尘土而感染了这些肠道寄生虫，表现为幼虫移行引起的呼吸系统损伤症状，如畏寒、发热、咳嗽、哮喘等；成虫寄生消化系统损伤症状，如恶心、呕吐、食欲减退、腹痛腹泻或便秘，以及贫血、便血等；异位寄生引起的症状和并发症，如胆道蛔虫病、蛔虫性阑尾炎等。

2. 如何健康饲养宠物

在饲养宠物过程中需要高度重视寄生虫疾病的发生，做好宠物寄生虫病的预防，增强自我保健意识和技能，远离疾病危害，与小动物们共建健康美好家园。

加强宠物环境卫生管理，保持宠物圈舍和食物的清洁卫生。

（1）对宠物进行定期驱虫。可以购买一些用于体内和体外寄生虫的专用驱虫药品，如：阿苯达唑（体内驱虫药）、阿维菌素（体外驱虫药），以杀灭寄生虫及预防宠物感染。

（2）及时清理宠物粪便，或将粪便集中进行生物热处理，即将畜舍内的粪便清除后进行堆肥，并盖以干草或封以泥土，利用粪便发酵产热达到杀死寄生虫虫卵和其他微生物的目的。

（3）春秋两季对寄生虫的中间宿主进行杀灭，如鼠、蚊、蚤等。

（4）一旦发现宠物有异常表现，或出现明显病态，应立即前往宠物医院就诊，查明原因及时治疗。

（5）经常保持宠物身体和居住环境的卫生，定期至宠物医院进行全面的体检；尽量减少家里宠物与外界野生动物的接触，防止感染病菌；不要给宠物食用生或半生的食物，或者直接喂以成品宠物专用粮。如发现爱宠有异常，要及时到宠物医院就诊并做好自身防护。

（6）养成良好的个人卫生习惯。日常生活中尽量避免与宠物过于密切接触，每次和宠物接触后，不要忘记用肥皂或者洗手液认真洗手，注意卫生。在搬运和清理宠物使用的笼子或者器皿时、处理宠物粪便、整理动物经常出没的菜地果园等时要做好个人卫生，应戴好手套、口罩等；在生食蔬菜、水果等时要注意饮食卫生，应彻底清洗干净后食用，以防食入寄生虫虫卵。

准妈妈，请远离猫、犬

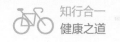
 误区解读

1. 打了疫苗就一定不会感染传染病

宠物可能发生的疾病有数百种，而疫苗只能预防其中六七种。即使给宠物打了疫苗，也应该时常关注它们的身体健康状况。当出现症状及时就医，或在疫苗有效期快要到时，采取相应的预防措施。

2. 疫苗第一年比较重要，以后每年的疫苗就无所谓了

一定要重视每一年的疫苗，建议每年的疫苗可以比上一年打疫苗的时间提早半个月，以防疫苗失效时发生意外，尤其是老龄犬更加需要注意，建议可以多提早一些时间打疫苗。

3. 驱虫药物到兽药店自行购买即可

一些宠物主人具有较强的驱虫观念，宠物处于驱虫阶段时到兽药店随便买些驱虫药，这种胡乱使用驱虫药物的方式严重影响宠物的身体健康。应该根据实验室的检验结果，先了解宠物体内存在的寄生虫种类，再选择相应的驱虫药。同时，我们应该控制宠物的驱虫次数。因为有些药物在驱虫的同时也会把一些有益菌种杀死，导致宠物体内的有益菌种大量流失，这对宠物的身体健康极为不利。

（三）八项措施，预防老年人跌倒

王阿姨今年69岁，平时佩戴老花镜，有十多年未更换过，患有高血压、糖尿病，平时基本按时服药，但常常需同时服用降压药、降血糖药等多种药物。一天清晨，王阿姨急着去卫生间，到卫生间时刚想打开开关，突然间一阵眩晕，四肢无力，慌忙用手撑住。由于卫生间并未安装扶手，王阿姨手撑在光滑的墙壁瓷砖上，一下打滑，不小心摔倒了。好在家人听到动静，及时赶到，拨打了120救护车送医，经诊治王阿姨脚踝骨折，在家休息了4个月后才逐渐痊愈。经询问发现王阿姨曾多次发生清晨未服药即起身去卫生间，出现头昏、脚下不稳等现象。

 小课堂

1. 警惕老年人跌倒

随着年龄的增长，老年人的身体功能退化，肌肉力量减弱、平衡能力下降、步态异常、感觉运动功能减退都会导致老年人跌倒风险上升，此外还有一些疾病也会增加跌倒风险，如心血管疾病、神经系统疾病、眼部疾病等。除此之外，复杂的环境因素也增加了老年人发生跌倒的风险。

2. 八项措施，预防老年人跌倒

（1）定期检查视力：早期发现和治疗与视力相关的眼部疾病，对预防跌倒非常重要。增加老年人跌倒风险的眼部疾病主要有屈光不正（近视、远视和散光）、白内障、偏盲、青光眼、黄斑变性等；其中，老年性白内障是导致视力下降的最常见原因。老年人应每年检查一次视力，必要时通过佩戴眼镜或手术治疗等方法，纠正和改善视力。

（2）预防骨质疏松：患骨质疏松症的老年人更容易跌倒，且跌倒后极易发生骨折，严重者影响健康和生活质量。骨质疏松症重

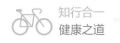

在预防，饮食上，一要多吃含钙丰富的食物，如奶制品、豆制品和坚果类食品等，牛奶及其制品是膳食钙的最好来源；二要多吃富含维生素 D 的食物，以促进钙的吸收和利用，如海鱼（鲑鱼、鲱鱼等）、蛋黄、蘑菇、奶酪等。此外，适当晒太阳也可促进皮肤合成维生素 D。

（3）选择合适的助行辅具：拐杖是最常见的助行工具，可以帮助老年人保持身体平衡，支撑部分体重，减轻双腿负担。常用的拐杖有手杖和助行器，如果经常感觉走路不稳或有时觉得腿脚发软，可使用手杖，需要提醒的是，不可用登山杖代替手杖；下肢无力或因腿脚患病而不能负重的老年人，宜使用助行器。

拐杖选择的要点：抓握要舒适；杖底要防滑；长度要合适，拐杖与人同"立"，手柄的高度与自然下垂的手腕平齐。

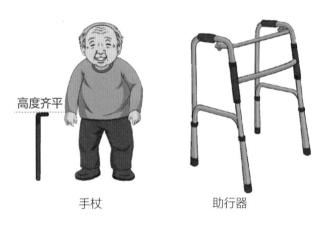

高度齐平

手杖　　　　　　　助行器

助行工具

（4）选择合适的鞋子：鞋子对于老年人保持身体平稳有着十分重要的作用。选购鞋子时应试穿，并注意以下几个要点：第一，大小要合适。太大的鞋不跟脚，像拖鞋一样，不能为足部提供足够的支撑，会使人重心不稳，脚也容易累。太小的鞋会磨脚，穿着不舒服，不仅影响脚对地面的感知，不利于身体控制，还会影响血液循环。第二，软硬要合适。虽然过软的鞋底可以增加鞋子的舒适性，但穿着它行走时容易影响身体重心。而穿着鞋底过硬的鞋子，既容易影响脚对地面的判断力，又不利于防滑。第三，鞋底要防滑。鞋底花纹深且多，可以增加鞋与地面的摩擦力，防滑性能较好。而花纹较浅的鞋子穿起来容易打滑。第四，鞋跟高度要适中。对老年人而言，鞋跟高度不宜高于 2 厘米，否则会影响人体重心的位置，改变行走时足部的姿势，从而增加身体不稳定性，增加跌倒风险。

（5）改变体位须迟缓：老年人日常生活中动作宜慢不宜快，若转身、转头、起身、起床等动作过快，很容易因头晕眼花而跌倒，尤其是起床和从椅子上起身时。老年人起床时，要做到"3 个30 秒"，以避免体位快速变化引起不适：①醒来后，在平卧状态下，睁开眼睛，等待 30 秒，适应由睡眠到觉醒的过程；②缓慢坐起来，等待 30 秒，可转动脖子，活动活动四肢；③将双腿移至床沿，双脚可着地，静坐 30 秒，若反应正常，再下床行走。

（6）加强体育锻炼：老年人进行适当的体育锻炼，对改善平衡能力、控制体重、增加骨骼密度和肌肉力量、改善身体柔韧性等很有帮助，有助于降低跌倒的风险。对老年人来说，太极拳和八段锦是比较合适的运动项目，已被证实能有效预防老年人跌倒。

（7）安全使用药物：很多药物的副作用对老年人的神志、精神和步态平衡方面有影响，会增加老年人跌倒的风险，比如抗抑郁

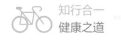
药、催眠药、抗心血管疾病的药物和多巴胺类药物等，但老年人不能因噎废食，生病后拒绝服药。用药须做到：①遵从医嘱，合理用药；②了解药物副作用，定期向医生咨询评估；③用药后注意休息，留意反应。

（8）改善家庭环境：家被认为是"安全的港湾"，但随着年龄的增大，老年人的平衡能力和反应能力逐渐下降，许多看似安全的居室，对他们而言可能陷阱重重。

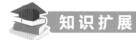　　知识扩展　////

1. 哪些锻炼方法有助于增强老年人耐力

（1）健步走：在自然行走的基础上，曲臂摆动，抬头挺胸，颈肩放松，轻轻收腹，下颌微微内收，双眼平视前方，身体以中线为轴自然扭转。曲臂摆动的具体动作要领是，双手放松如握空拳状，肘关节自然弯曲成90°左右，双臂以肩关节为轴前后自然摆动，向上摆时手不超过肩，向下摆时手不超过腰部。健步走的合理步幅一般为身高乘以0.45，速度和时间因人而异，以呼吸微微加快但能正常说话为佳。一般建议老年人可每周健步走3~5天，每天30~50分钟，步频以120~150步/分为宜。

（2）台阶蹬踏：面向台阶站立，脚尖朝向正前方，左脚全脚掌踏在台阶上，保持身体平衡，左大腿和臀部发力，使右腿离地并抬起，然后慢慢落回地面，再将左腿收回；换右腿重复上述动作。重复以上步骤10次。应根据个人情况选择台阶高度，一般以10厘米左右为宜。

2. 打太极拳和八段锦能预防老年人跌倒吗

太极拳是一种蕴含中国传统文化的健身方法，具有调和气血、平衡阴阳、疏通经络、调节脏腑的养生保健作用，已被 WHO 推荐为预防老年人跌倒的运动干预方法。很多研究表明，太极拳训练融合了肌力、平衡、控制力和步行能力等练习，对四肢、躯干、关节（膝、踝、髋等）都能起到锻炼作用，有利于降低老年人跌倒的发生风险。

八段锦以形体活动、呼吸吐纳、心理调节相结合为主要运动形式，对预防老年人跌倒同样有效。与太极拳相比，八段锦简单易学，对场地要求低，更易于推广。研究表明，八段锦运动强度适中，是典型的中等强度的有氧运动。八段锦通过脊柱活动带动四肢协调运动，重心转换动作贯穿始终，可提高身体平衡能力，增强下肢肌肉力量和关节灵活性，降低老年人跌倒的发生风险。

误区解读

老年人发生跌倒后限制外出或减少活动能减少跌倒发生

老年人发生跌倒后会产生一系列的心理问题，尤其是发生多次跌倒后会产生"跌倒恐惧"总是担心再次跌倒，因此常常有意识地限制活动，或者在活动时犹豫不决，结果运动能力、平衡能力进一步下降，反过来又增加跌倒的发生风险，导致恶性循环。因此老年人在发生跌倒后限制活动或减少外出并不能减少跌倒的发生，相反老年人由于缺乏锻炼，导致生理功能下降的同时，老年人也会产生心理障碍，而心理因素是老年人跌倒的主要原因之一。那如何改善

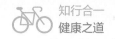
这种心理恐惧呢?

第一,老年人应建立正确的认知。担心跌倒是正常的心理现象,老年人应认识到跌倒造成伤势的严重性和可能引起的危害,积极主动地预防跌倒的发生,而不是因噎废食,如减少身体活动、外出和社交等。

第二,老年人可以通过图书、报纸、网络等渠道学习和了解各种预防跌倒的知识,并咨询相关专业医护人员,了解预防方法和容易造成跌倒的危险因素,知晓"跌倒恐惧"可能带来的危害,树立"跌倒可以预防"的观念。

第三,要适当运动。与因害怕跌倒而限制自身活动相反,适当运动锻炼不但能改善身体平衡能力,增强下肢肌肉力量,预防跌倒,还能有效改善恐惧跌倒的心理。

第四,积极调整心态,向专业人员、亲属、朋友说出自己对发生跌倒的担心,寻求相关帮助。

(四)注意七个要点,预防居家伤害

沈阿姨今年 74 岁,退休后在家做家务时不慎被家中的门槛绊倒。沈阿姨平时患有肾脏病、心脏病、高血压及糖尿病,虽然按时服用药物,但是服药后并未静止休息,而是在家中不停地忙着打扫卫生。家中厨房的整体的光线比较昏暗,杂物等东西基本放在地上,而紧邻厨房的浴室门口有个门槛,进出时沈阿姨就被绊倒了,120 急救后去医院就诊,经治疗逐步康复。

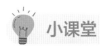 小课堂

家被认为是"安全的港湾"，然而居家环境中的危险因素导致的伤害屡见不鲜。研究显示，儿童和老年人的伤害有一半以上是在家中发生的，主要与不安全的居家环境有关，包括：存在障碍物的通道、湿滑或不平坦的地面、昏暗的灯光、卫生间没有扶手、常用物品摆放不合理等。

所以如何预防居家伤害，应该注意以下七个要点。

1. **保持通道无障碍**

老年人普遍反应变慢、视力减退，当环境突然改变时，往往不能正确判断环境状况及障碍物。比如，注意不到地面存在障碍物，或者在跨越地面障碍物时，因抬腿不够而被绊倒。儿童则喜欢在家中嬉戏打闹或者奔跑，极易被电线或障碍物绊倒，导致伤害发生。

因此为避免绊倒，应坚持居家环境无障碍：楼梯、走廊、过道不要堆放杂物；电线、电话线不要从通道地面经过；房间之间不要设置门槛。此外，应给家里的猫、狗等宠物戴上响铃。

2. **注意地面防滑倒**

地面光滑、湿滑是最常见的危险环境。为预防滑倒，家中地面应使用防滑材质；若地面较滑，应做防滑处理，如涂敷防滑液、粘贴防滑贴纸等。使用地垫和地毯的家庭，应保持其平整、不卷曲，且能始终固定在地面上。厨房、卫生间是跌倒发生的重灾区，若水或油渍溅到地面上，一定要及时擦干。在浴室地面或浴缸里，应铺设防滑垫。

3. **窗户楼梯须防护**

居住高层住宅的家庭应该在阳台或者房间的窗户上安装安全锁

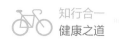
扣，确保儿童不易打开，以防止儿童从高空坠落。而且在阳台窗户周边不能堆物，以防止儿童攀爬或者老年人晾晒衣物时高空坠落。家中有楼梯的家庭一定要在楼梯边安装扶手，在楼梯间不能堆放鞋子、书籍等杂物，以避免上下楼梯发生绊倒从而导致坠落发生。

4. 空间照明要充足

家中的照明一定要充足，很多伤害的发生是因为光线不足，导致不能及时发现危险因素，尤其是在楼梯和通道等空间。灯的开关应安装在易于触及的地方，也可使用声控或感应式开关。考虑到夜间如厕时的安全方便，宜在卧室安装一个小夜灯，其光线柔和，可避免夜间突然开"大灯"造成光线刺眼等不适。

5. 家具设施选适宜

家中的桌椅等家具尽量使用不带脚轮的或者能有脚轮锁止功能的桌椅，对于低龄儿童，儿童床如果带有脚轮，至少有 2 个脚轮能被锁定或至少有 2 个非脚轮支撑脚，且儿童床应该有侧旁板，高度至少为 600 毫米以防止儿童翻滚跌落。家中的家具应采用四个角是圆角的设计而不是直角，或者采用软性材质如泡沫等作为保护垫扣在桌角上，一旦发生磕碰不会导致严重的伤害。沙发不宜太低、太软，以免身体"深陷"其中而影响起身。

家中还应适当加装或加放一些辅助设施，比如：在卫生间和浴室安装扶手，以帮助起身和站立；在鞋柜旁放置座椅，供换鞋时使用；在家具的尖锐处加装防撞条、防撞角等。

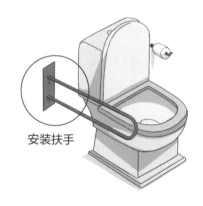

安装扶手

卫浴间安装扶手

6. 触手可及常用物

家中的常用物品应放在伸手就可以拿到的地方，高度以在腰部和头部之间为宜。如果常用物品摆放过高，就需要登高取物，容易跌落，尤其把椅子当梯子使用是非常危险的；如果常用物品摆放过低，会经常需要弯腰或下蹲取物，直身或站立时容易因头晕眼花而跌倒。

7. 谨防儿童烧烫伤

烧烫伤是低龄儿童在家中常见的伤害类型，预防儿童烧烫伤时应做到以下几点。

（1）加强家长和看护人的看护意识，尤其是在厨房等重点烹饪区域应禁止孩子进入，防止儿童接触热的、烫的物质。

（2）家中的桌子柜子上不要使用桌布，以防儿童拉扯玩耍时热源倾倒导致烫伤。

（3）家中的热水器温度设置应低于45℃，给孩子洗手或洗澡时应先开启冷水然后开启热水，等温度适宜后再洗浴。

（4）家长的日用洗涤用品、打火机、火柴等应放置在专门的地方，不能让儿童触碰，家中不要使用明火蚊香。

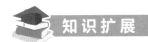 知识扩展

居家环境危险因素自评

家中环境的好坏直接决定伤害是否发生，我们要时常对家中的环境危险因素进行自评估，及时排除安全隐患，评估的内容包括：

（1）照明：室内是否有照明不足的房间、起夜时是否能方便开关灯光，是否有手电筒和小夜灯等照明工具。

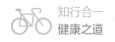
（2）地面：是否有湿滑的地面应及时清理积水、房间的铺装地面尽量使用防滑的地板，室内铺设地毯的地方应使用双面胶固定。

（3）过道和台阶：家中是否有过高的门槛和台阶，家中在过道处堆放杂物或接线板应及时清除。

（4）家具：家中的家具是否牢固无破损，带有滚轮的家具（桌子、椅子等）不要使用，沙发、座椅和床应带扶手装置或附近摆放固定物支撑，储物柜或者日用调味品不应放在高处。

（5）卫生间：安装防滑地垫和扶手。

（6）宠物：饲养宠物的家庭应有固定的宠物休息区域，并系上铃铛。

 误区解读

家中的沙发和床越软，就越舒适、越安全

目前市场上很多床垫和沙发多采用较为柔软的材料，比如懒人沙发等软体家居，使用者坐上去"深陷其中"给人较为舒适的体感，实际上这类沙发对于老年朋友们并不适合。当老年人起身时有一个从身体后仰到身体前倾的体位改变，而当沙发或者床垫较软时起身的幅度要更大，力量也更大，容易导致失去平衡和重心，从而出现跌倒的现象。所以广大老年朋友们在购买沙发和床垫时应选购较为硬质的材质，而且须选购带有扶手的沙发，这样才能减低居家跌倒的风险。

答案：1.B；2.D；3.×

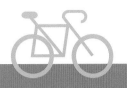

健康知识小擂台

单选题:

1. 6个月以下儿童乘坐家庭乘用车时应该正确使用（　　）

    A. 前向式儿童安全座椅

    B. 反向式儿童安全座椅

    C. 增高垫

    D. 安全带

2. 常见的家中危险环境指（　　）

    A. 通道有障碍物   B. 光线昏暗

    C. 卫生间不防滑   D. 以上都是

判断题:

3. 宠物寄生虫不会传播给人。（　　）

伤害预防
自测题

（答案见上页）

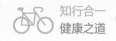

应急自救互救

（一）心脏、呼吸骤停

北京时间 2021 年 6 月 13 日凌晨，欧洲杯 B 组第一轮，丹麦对阵芬兰比赛第 42 分钟，丹麦球员埃里克森突然倒地，失去意识，他身边的梅勒和克亚尔第一时间查看他的舌头是否阻塞呼吸，并且查看其身体的其他部位；8 秒之后，队医抵达现场；14 秒后，舒梅切尔组织球员将空间留给队医；37 秒，携带急救设备的医务人员冲进场地；52 秒，自动体外除颤器（automated external defibrillator，AED）设备抵达；1 分 36 秒，医务人员开始心肺复苏，救援持续到 8 分 8 秒，救护车专用的担架抵达；13 分 12 秒，埃里克森在医护人员及队友的护送下，由担架抬离场地。应该说，就是这至关重要的 13 分钟的急救过程，拯救了埃里克森的生命。

 小课堂

心脏骤停最常见的原因为心脏疾病，尤其是冠心病；其他为创伤、淹溺、药物过量、窒息等非心脏性原因。儿童发生心脏骤停的主要原因为非心脏性的，包括呼吸系统疾病（如气道梗阻、烟雾吸入、溺水、感染）、中毒（包括药物过量）、神经系统疾病等。心脏骤停时，异常心律导致心脏颤动，心脏不能将血液泵送到大脑、肺和其他器官。大多数心脏病发作并不会导致心脏骤停，但心脏病发作是心脏骤停的常见原因。

心脏骤停发生后，一般在数分钟后开始进入死亡期，罕有自发逆转者，因此抢救必须争分夺秒，当机立断实施心肺复苏术。美国心脏协会（American Heart Association，AHA）自从1992年首次引入了"生存链"的概念，并于2020年发布了最新一版的院外心脏骤停成人生存链，强调前3个环节属于院前基础生命支持，应尽早实施，可以由旁观者、急救调度人员和急救人员共同进行，形成社会公众和专业急救相结合的新理念。

心肺复苏（cardiopulmonary resuscitation，CPR）是指用人工的办法尽快帮助心跳、呼吸骤停的患者建立呼吸与循环，从而保证心、肺等重要脏器的血氧供应，为进一步挽救患者的生命打下基础。

心肺复苏主要技术包括胸外按压技术和人工呼吸技术，两者有节律地交替进行。

胸外按压的原理：心脏位于胸骨与胸椎之间，将胸骨向下按压，可以使血液从心脏流出到动脉。压力去除后，胸部便会因自身弹性而扩张复原，血液也从静脉回流到心脏内，从而维持血液循环。

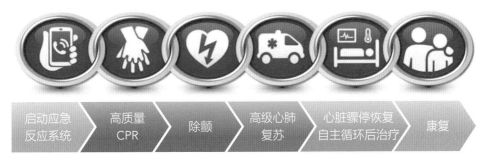

2020 AHA 院外心脏骤停成人生存链

（资料来源：美国心脏协会.2020心肺复苏和心血管急救指南）

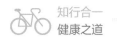

1. 胸外按压技术

（1）成人胸外按压实施步骤（成人指的是青春期开始后及更大年龄者）

成人胸外按压实施步骤

步骤	具体操作
1	确保患者仰卧在坚固平坦的表面上
2	如果患者衣物妨碍操作可以迅速移除衣物
3	按压者将一只手的掌根放在患者胸骨下半部,另一只手叠放在该手上方
4	用上身的力量垂直向下按压至少 5 厘米
5	每分钟 100 ~ 120 次的速度进行按压,同时大声计数按压次数
6	每次按压后,让胸部恢复到正常位置
7	即便是在人工呼吸时,中断按压的时间也尽量不要超过 10 秒

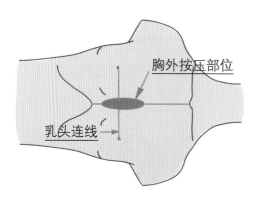

成人按压位置

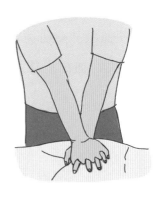

成人按压姿势

（2）儿童胸外按压实施步骤（儿童指的是 1 岁至青春期）

儿童胸外按压实施步骤

步骤	具体操作
1	确保患者仰卧在坚固平坦的表面上
2	如果患者衣物妨碍操作可以迅速移除衣物
3	在确保按压深度前提下,按压者可用单手或双手进行 单手:将一只手掌根放在患者胸骨下半部 双手:将一只手的掌根放在患者胸骨下半部,另一只手叠放在该手上方
4	用上身的力量垂直向下按压至少胸部厚度的三分之一或约 5 厘米
5	每分钟 100 ~ 120 次的速度进行按压,同时大声计数按压次数
6	每次按压后,让胸部恢复到正常位置
7	即便是在人工呼吸时,中断按压的时间也尽量不要超过 10 秒

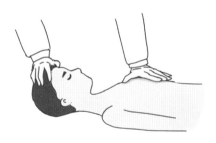

儿童单手按压

（3）婴儿胸外按压实施步骤（婴儿指的是 1 岁以下，但不包括新生儿）

婴儿胸外按压实施步骤

步骤	具体操作
1	确保患者仰卧在坚固平坦的表面上
2	如果患者衣物妨碍操作可以迅速移除衣物

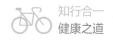
知行合一
健康之道

续表

步骤	具体操作
3	按压者用一只手的两根手指或两只手的两个拇指在乳头连线正下方的胸骨上按压
4	垂直向下按压至少胸部厚度的三分之一或约 4 厘米
5	每分钟 100 到 120 次的速度进行按压,同时大声计数按压次数
6	每次按压后,让胸部恢复到正常位置
7	即便是在人工呼吸时,中断按压的时间也尽量不要超过 10 秒

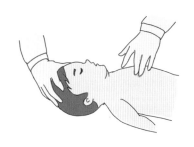
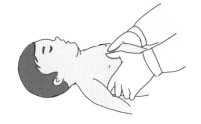

婴儿双指按压　　　　　　　　　　　婴儿双拇指按压

2. 人工呼吸技术

（1）开放气道常用手法：人工呼吸是利用人工手法或机械方法借助外力推动患者肺、膈肌或胸廓的活动，使气体被动进入或排出患者的肺，以保证机体的氧供和二氧化碳排出。开放气道是人工呼吸的必要措施，在人工呼吸之前需要开放气道，常用的手法有仰头提颏法和双手推颌法两种。

1）仰头提颏法：适用于没有头颈部损伤的患者。将患者平卧，操作者将一只手置于患者的前额，然后用手掌推其头部，使头后仰。另一只手的手指置于下颌骨下方，提起下颌，使颏上抬。

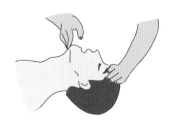

仰头提颏法

注意：切勿压迫下颚的软组织，以防造成气道阻塞；切勿完全闭合患者的口腔而影响后面的人工呼吸（除非选择口对鼻人工呼吸的方法）；如患者有假牙且假牙松动，应将假牙取出，以防其脱落阻塞呼吸道。

2）双手推颌法（又称托下颌法）：适用于确诊或怀疑有头颈部损伤的患者。操作者站在患者头部前侧，两手肘置于患者头部两侧平面上，抓住患者的下颌角并向上提，将下颌向前移动。

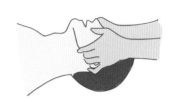
双手推颌法

注意：这种技术对开放气道非常有效，但用口对口人工呼吸操作比较困难，且容易疲劳，因此采用此法开放气道并进行口对口人工呼吸时建议双人操作；操作时不可两侧转动或向后倾斜患者头部，以免影响气道开放效果。

（2）人工呼吸实施步骤

人工呼吸实施步骤

步骤	具体操作
1	使患者仰卧,解开其衣扣,以便观察胸廓起伏
2	开放患者气道,使患者口部微张,施救者一手置于患者前额并紧捏患者鼻孔;另一手托住患者下颌部使患者头部后仰
3	若患者牙关紧闭,可施行口对鼻人工呼吸;婴儿则采取口对口鼻人工呼吸
4	正常吸一口气(不必深呼吸)后,施救者张开口完全包住患者的嘴,使之完全不漏气
5	向内平稳用力吹气,每次吹气时间应持续1秒,同时观察患者胸部,看到胸廓抬起即可
6	吹气毕,急救者头稍抬起侧转换气,以便做下一次人工呼吸,同时松开捏住患者鼻孔的手

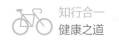

胸外按压及人工呼吸的配合比率：如果单人施救的情况下成人、儿童和婴儿的比率均为 30∶2，如果是两位施救者以上团队形式施救情况下成人的比率是 30∶2，儿童和婴儿的比率为 15∶2。

另外，基于心理及卫生的理由，进行人工呼吸时候应使用防护装置。但施救者对人工呼吸有忌惮时，可只进行持续不间断的高质量胸外按压直到院前急救医疗人员到达。

实施高质量胸外按压是很辛苦的工作，施救者按压时越疲劳，按压的效果越差。如果现场有其他人会做心肺复苏则大约每隔 2 分钟轮换一次施救者，如果施救者感到疲劳，也可以更早地轮换。轮换时应动作迅速，轮换时间控制在 5 秒以内，以尽量缩短按压中断的时间。

生死时速的
黄金四分钟

知识扩展

1. 公众急救时心脏骤停的判断依据

无反应和无呼吸或叹息样呼吸这两个征象存在，即可认为患者发生心脏骤停，应立即进行心肺复苏。

无反应指轻拍并呼喊患者没有作出反应，或者患者不能挪动、说话、眨眼，部分患者出现短阵抽搐（阿 - 斯综合征）。

无呼吸指患者呼吸完全停止，濒死叹息样呼吸可以表现为非常快速的吸气或微弱的频率较慢（＜ 6 秒 / 次）的鼻息声、鼾声或呻吟声。

2. 成人单人心肺复苏操作步骤

成人单人心肺复苏操作步骤

步骤	具体操作
1	确保现场环境安全
2	检查患者反应。轻摇或轻拍患者肩部并大声呼唤："喂！你怎么啦？""发生什么事啦？"
3	呼救。如果患者没有反应,应立即呼叫旁人帮助,拨打 120 呼救,设法取得 AED。将手机置于免提模式,便于调度员与您交流并提供急救指导
4	检查呼吸。对没有反应的患者,应反复扫视患者头部到胸部至少 5 秒(不超过 10 秒)
5	立刻心肺复苏。如果患者没有反应、没有呼吸,应立即开始高质量心肺复苏
6	高质量胸外按压 30 次
7	仰头提颏开放气道,口对口人工呼吸 2 次
8	按压 30 次、人工呼吸 2 次为 1 个循环,5 个循环或每 2 分钟交换按压人员

 误区解读

1. 胸外按压的速度越快越好

这种做法是错误的。胸外按压的目的在于用人工手段替代心脏，使其有收缩舒张泵血功能，以维持大脑等重要脏器的供血供氧。如果胸外按压速度过快，无法保证每次按压之后胸廓都回到自然位置，从而导致回到心脏的血流会减少，造成从心脏射出到全身的血流相应不足，身体重要脏器得不到应有的供血、供氧，胸外按压起不了真正作用。

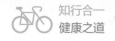

2. 施救者呼出的气体无法提供人工呼吸需要的氧气

这种说法是错误的。空气中氧气约占21%。人体经过代谢后呼出的气体中，氧气仍然约占17%，而通过口对患者实施人工呼吸时所呼出的气体中，氧气约占18%，二氧化碳仅占2%，因此人工呼吸所提供的氧气足以维持复苏时患者机体的需要。

（二）气道异物窒息

2017年3月21日中午12时许，某小学四年级一学生在午餐吃鱼丸时噎住，先是跑出教室到饮水处喝水，随后倒在饮水处旁一小段陡坡处。教师接学生报告后即到现场，因学生昏倒原因不明，拨打120急救电话送院。后经医院抢救，该学生气管内发现一疑似丸子的异物，抢救无效于当日14时宣告死亡。医院诊断：来院死亡，窒息可能。

小课堂

成人气道异物梗阻常发生于进餐（特别是吞咽大块未经咀嚼的肉类）时。老年伴有吞咽困难的患者（尤其是中风者）在饮水和进食时极易发生呛咳和异物梗阻。

婴幼儿的气道异物梗阻往往发生于进食或玩耍时。在一般情况下，婴幼儿有父母或其他监护人在身边，且患儿往往处于清醒状态，如果及时采取有效措施，通常能解除梗阻状况。

如果患者表现为严重的气道梗阻，施救人员应该给予救助。这些征兆包括气体交换不足、呼吸困难加重，吸气时有高调杂音或完全没有杂音，咳嗽乏力或完全没有咳嗽，口唇、皮肤发绀，成人不能说话时可出现用手抓住颈部的窒息信号；如果婴儿不能发出任何声音或进行呼吸，则可能发生严重气道异物梗阻。

1. 解除意识清醒成人及1岁以上儿童窒息

采用腹部冲击法（海姆立克急救法）。

腹部冲击法（海姆立克急救法）

步骤	具体操作
1	询问患者是否发生梗阻,若患者点头且不能说话,立即进行急救
2	操作者站在患者身后,在患者两腿之间成弓步或跪姿以保持平衡
3	双手环绕患者腰部,一手握拳,将拇指侧紧抵患者腹部,位于脐上和胸骨下的腹中线上,约脐上两指的位置
4	另一只手抱拳,向上向内快速冲击患者腹部
5	反复冲击,每次动作的节奏应独立明确,直到异物排出,或患者失去反应(转入没有反应患者的抢救方法)。

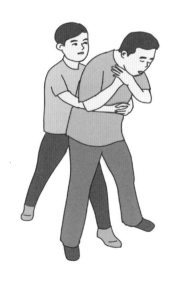

腹部冲击法（海姆立克急救法）

注意事项：如果急救无效，患者失去反应，应注意抱住患者向后小心放倒，对无反应且无呼吸或濒死样呼吸的患者应立刻实施心肺复苏。

如果患者怀孕或肥胖，应采取胸部冲击法，手法与腹部冲击相同，冲击部位在胸骨的中段。

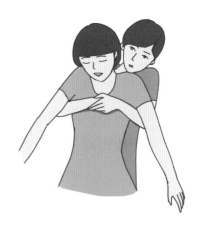

胸部冲击法

2. 解除有反应的婴儿窒息

采用拍背及压胸法。

拍背及压胸法

步骤	具体操作
1	救助者采取跪姿或坐姿,尽量保持婴儿胸部裸露
2	使婴儿呈俯卧位(面朝下),头部略低于胸部,用手托住婴儿的头部和下颌(不可压迫喉部软组织),露出口鼻,救助者将持抱婴儿的前臂放在大腿上,支撑住婴儿的身体保持婴儿身体正中线与前臂重叠
3	用手掌根部用力拍打婴儿背部中央的肩胛区 5 次,每次 1 秒
4	拍打 5 次后,用双手及双臂夹住婴儿,将婴儿翻转后,将托住婴儿的后脑及背部的手臂放在另一边大腿上,并保持婴儿的头部略低于其躯干
5	用 2 个手指在婴儿乳头连线下方的胸骨上,进行 5 次胸部冲击式按压,每次 1 秒
6	重复拍背(最多 5 次)和胸部按压(最多 5 次)程序,直到异物清除或婴儿失去反应

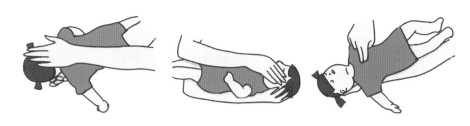

拍背及压胸法

3. 窒息且失去反应患者的急救方法

如果患者失去反应，应立即从胸外按压开始实施心肺复苏，30次胸外按压配合 2 次人工呼吸。

每次开放气道时需要检查口腔有无异物，如有异物立即清除。可用一手拇指压住舌体，并打开下颌，用另一个手的食指清理口腔异物。如果不能确切地看到异物，切勿盲目地用手指清除。

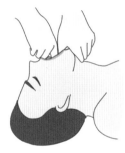

对失去反应的窒息患者
清除气道异物的手法

若第 1 次通气无效，应重整气道后进行第 2 次通气。

注意： 如果患者意识不清，但呼吸顺畅、脉搏存在，应将患者置于稳定的侧卧位（恢复体位），并拨打 120 求助。

🎓 知识扩展

对于体型较小的儿童在实施腹部冲击法解除气道异物窒息时，为更好地找到腹部冲击位置，施救者往往以半跪的状态进行施救。

如果独自一人发生气道异物窒息，请迅速寻找坚硬的椅背，自

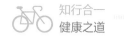

行将位于脐上两指位置的腹部快速地对着椅背进行腹部冲击以排除气道异物。

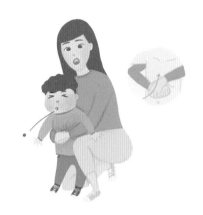

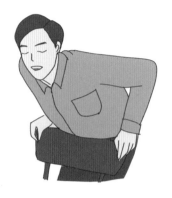

儿童实施腹部冲击法　　　　　　　　自行实施腹部冲击法

 误区解读

1. 成人气道异物解除后不须再就医

　　此说法错误。成人气道异物解除的方法是腹部冲击法。腹部快速冲击使膈肌下软组织抬高，产生向上的压力，胸腔压力迅速变化后使肺部产生气流经气管冲出异物，因此往往需要很大的力度。所以，气道异物解除后也应该到医院进行全面检查，目的是要排除腹部脏器有无损伤的可能。

2. 鱼刺卡喉也应该使用腹部冲击法解除

　　此说法错误。发生鱼刺卡喉后，并不会影响正常呼吸，所以不应该使用腹部冲击法解除。正确的做法是到医院寻求眼耳鼻喉专科医生帮助，使用专业的器械取出。采取腹部冲击法不仅不能解除鱼刺，还有使腹部脏器受伤的风险。

（三）触电

张某是某企业的员工，平时酷爱钓鱼，经常到附近的鱼塘垂钓。某日晚，张某来到某鱼塘垂钓整晚未归。次日凌晨4时，张某所在的企业负责人李某到鱼塘寻找，发现张某尸体，遂向公安机关报案。经调查后，公安机关认定张某是在垂钓过程中，手中的鱼竿与上方高压线接触后遭受电击身亡。

 小课堂

触电事故具有很大的偶然性和突发性，死亡率高，危害性极大。统计资料表明，我国每年因触电而死亡的人数，约占全国各类事故总死亡人数的10%，仅次于交通事故。触电事故发生后，若能及时采取正确的救护措施，能够降低死亡率。

触电的类型分为3种，即单相触电、两相触电和跨步电压触电。

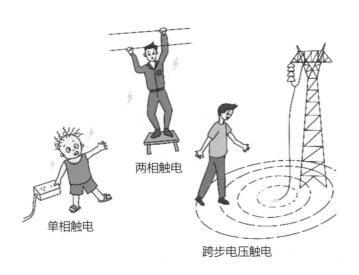

单相触电

两相触电

跨步电压触电

触电的类型

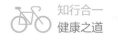

单相触电是指人体直接碰触带电设备或导体，电流经过人体流入大地。

两相触电是指人体不同部位同时接触带电设备或线路中的两相导体，或在高压系统中，人体同时接近不同相的两相带电导体，而发生电弧放电，电流从一相导体通过人体流入另一相导体，构成一个闭合回路。

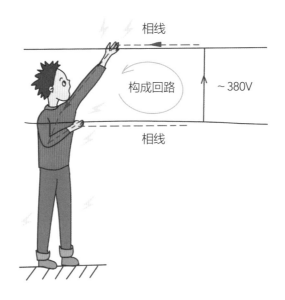

电流在人体的闭合回路

跨步电压触电是指当电气设备发生接地故障，接地电流通过接地体向大地流散，在地面上形成电位分布时，若人在接地短路点周围行走，其两脚之间的电位差（即跨步电压）引起的人体触电，称为跨步电压触电。

1. 评估触电患者的症状

电流通过心脏会引起心室颤动及致心脏停搏而导致死亡；电流

通过中枢神经可引起中枢神经功能失调而导致死亡；电流通过头部，严重损伤大脑，可使人昏迷不醒而死亡；电流通过脊髓可引起截瘫；电流通过局部肢体，触电者可有皮肤烧伤，发白或发黑；电击摔倒后可能发生骨折及内出血；轻者感觉四肢麻木，面色苍白，目眩，精神恍惚、错乱；重者当场晕厥，甚至心搏骤停。

2. 自救互救

（1）触电的自救措施：在触电后的最初数秒内，触电者的意识不会立即完全丧失，有机会采取自救措施。如果接触到的是电线，触电者可用另一只手抓住电线绝缘处，把电线拉出，摆脱触电状态。如果触电时电线或电器固定在墙上，可用脚猛蹬墙壁，同时身体往后仰以甩开电源。

（2）触电的互救措施

1）脱离电源：迅速切断电源，确保没有危险后再行急救。

2）如无法切断电源，可站在书本或胶垫等绝缘物品上，用绝缘的木棒或胶棒等把伤者和电源分开。

3）在别无他法的情况下，才可以尝试拉扯伤者身上宽松和干燥的衣物，将伤者脱离电源。

4）检查伤者的呼吸、脉搏、意识，将伤者置于恢复体位（侧卧位），必要时进行心肺复苏。

5）处理烧伤和创伤，必要时拨打 120 求救。

6）对于无呼吸、脉搏者，行心肺复苏。

7）如果伤者为高压电触电，为避免"跨步电压"造成触电，应立即通知电力公司，在离伤者至少 20 米以外的距离等待切断电源后施救。

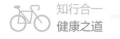

注意： 如果你已处在此危险区域，切勿迈大步，可采取小步移动，或者单脚跳的方式脱离危险区域。

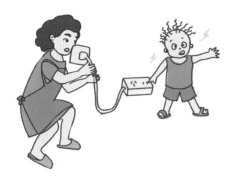

A 迅速切断电源   B 用绝缘物分开电源

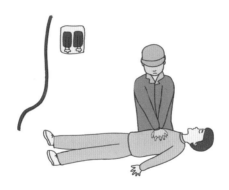

C 心肺复苏

触电的互救措施

 知识扩展

1. 避免触电事故，应以防范为主。

2. 触电对人体的危害程度与通过人体的电流强度、通电持续时间、电流频率、电流通过人体的途径以及触电者的身体状况等多种因素有关。

3. 雷雨台风天应远离高压电杆、铁塔和避雷针。

4. 两相触电危险性大于单相触电。

误区解读

1. **看到触电患者赶快去扶**

这种做法是错误的。意外触电首先要脱离危险区，脱离电源关闸刀。千万不要犯"看到触电患者赶快去扶"这种低级的错误，特别是在非常紧张的时候。

2. **脱离电源的患者放任其自行离去**

这种做法是错误的。不管当时有没有皮外伤，都建议到医院检查一下，因为有的电击伤对心脏有非常大的影响，建议进一步到医院做心脏方面的检查。此外，医生也需要检查一下有没有隐藏的、隐蔽的伤口，这样相对来说可能更安全一些。所以不要小看没有外伤的电击伤。

（四）淹溺

2021年7月13日下午，某地6名中学生因在公园内的湖边游泳时不幸溺水死亡，年纪最大的也不超过14岁。2021年7月31日，另一地发生了一起幼童在泳池内溺亡的事故，当时这名女孩身套游泳圈，头部栽倒在水中，不停地在挣扎，2名工作人员，都没有发现异常，最终溺水死亡。

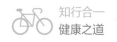
 小课堂

1. 淹溺的概念

淹溺（俗称"溺水"），常发生在河道、湖泊、泳池中，是指水或者液体进入呼吸道，在气道入口形成一道液／气界面，阻止人进一步呼吸的过程。在这一过程之后溺水者可能存活或死亡，无论结果如何，我们都称之为淹溺事件。据不完全统计，我国每年约有57 000人因淹溺死亡，1～14岁占到总死亡人数的1/2。而在青少年意外伤害致死的事故中，淹溺事故则成为头号杀手。

溺水后导致死亡的原因是窒息。身体损伤的主要原因是呼吸道阻塞导致的缺氧，以及长时间浸泡水中导致的低体温，严重者可引发多脏器的损害。因此，急救要点是纠正缺氧和低体温。

2. 淹溺生存链

淹溺的损伤程度与时间相关，获救时间越早，损伤越小。急救成功的五个关键的环节是：预防、识别、提供漂浮物、脱离水面、现场急救5个方面即淹溺生存链。

（1）预防：预防溺水，在水里和水边时注意安全。

安置醒目的安全标识或警告牌，救生员要经过专业培训。对所有人进行淹溺预防的宣传教育。在人群中普及心肺复苏术可大大提高淹溺抢救成功率。

应注意：①过饱、空腹、酒后、药后、身体不适者避免下水或进行水上活动。②儿童、老年人、伤残人士避免单独接近水源。③游泳前应做好热身、适应水温，减少抽筋和心脏病发作的机会。④远离激流，按照场所要求穿救生衣，避免在自然环境下使用充气式游泳圈，因其容易爆裂。⑤不建议公众使用过度换气的方法进行水下闭气前的准备。如有可能，应从儿童期尽早开始进行游泳训练。

（2）识别：识别危险，找人帮忙。

及时识别溺水征象非常重要，溺水者通常并不会大声呼喊救命，可表现为5个征象：面朝岸边、口露水面、头向后仰、身体直立、爬梯动作。发现溺水者后，应大声呼救，寻求附近人员的帮助，并立即拨打110、120急救，寻求专业人员的援助。

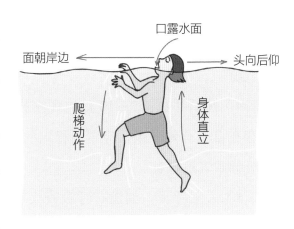

溺水征象

（3）提供漂浮物：提供漂浮物，防止淹没。

在专业救援到来之前，可向遇溺者投递竹竿、衣物、绳索、漂浮物等将遇溺者拉回岸上。不推荐多人手拉手下水救援。

（4）脱离水面：脱离水面，只有在安全情况下才这么做。

非专业人员不建议入水救人。若需要入水救人，施救者应从背后接近，可用一只手从溺水者的腋下插入后握住其对侧的手臂，也可托住头部，用仰泳的方式将其拖回岸边。注意防止被溺水者紧抱缠身，应蜷缩自沉，待溺水者松手后再行救助。

（5）现场急救：根据需要，提供帮助，寻求医疗救助。

遵循 ABCD 原则，即按照开放气道（airway）、人工呼吸（breathing）、胸外按压（compressions）和除颤（defibrillation）的

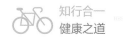
顺序急救，步骤如下。

1）检查反应：拍打双肩，观察患者是否能说话，是否有眨眼和肢体活动。

2）呼叫援助：呼喊求援，拨打120，并获取除颤仪（AED）。

3）开放气道：侧头迅速清理口鼻内的泥沙水草，仰头提颏开放气道。

4）判断呼吸：5～10秒内观察胸腹部是否有呼吸起伏。如患者存在自主有效呼吸，应置于稳定的侧卧位（恢复体位），以免因呕吐导致气道窒息。

5）人工呼吸：如没有呼吸或仅有濒死样呼吸应尽快给予2～5次人工呼吸，每次吹气1秒，确保能看到胸廓有效的起伏运动。

6）胸外按压与人工呼吸：对人工呼吸没有反应者，立即开始30∶2的胸外按压与人工呼吸。

7）使用AED：迅速擦干胸前皮肤，AED开机，并按照语音提示操作。

8）重复ABCD步骤：重复CPR与AED操作直至120专业人员到达，如果患者出现明显肢体活动，则停止CPR并检查呼吸是否恢复。如果呼吸恢复正常，将患者置于侧卧位。用保温毯给患者保暖避免失温，并持续观察生命体征变化。

 知识扩展 /////

可怕的离岸流

2021年8月14日下午，某地17名外来人员在海滩手拉手结伴游玩时被卷入海中，其中 11 人经抢救无效死亡。专家表示，惨剧的原因可能是"离岸流"所致。

2012 年 8 月，韩国海云台海水浴场，在第 5 和第 7 瞭望台之间出现一股巨大的离岸流，143 名游客被水流卷走。

离岸流，学名为"裂流"，是海岸边一股射束似的狭窄而强劲的水流。它以垂直或接近垂直于海岸的方向向外海流去。由于离岸流流速极快，而且表面平静具有迷惑性，因此危险性极大。

离岸流流速大多在每秒 0.3 ~ 1.0 米，最快可达每秒 3 米，其长度可达 30 ~ 100 米甚至更长。流向几乎与岸线垂直，可将强壮的游泳者迅速拖拽入深水，引起溺水。

一旦被卷入离岸流当中，切不可逆流往海岸边游。应保持冷静，顺流漂浮。然后尝试朝与海岸平行方向脱离离岸流，再游回岸边。

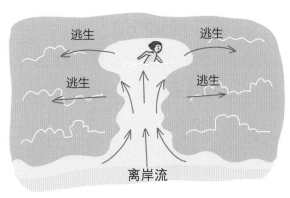

离岸流逃生

误区解读

1. 控水急救

这种做法是错误。控水急救包括挤压腹部、翻身拍背、倒挂控水、牛背控水等。淹溺导致心脏骤停的患者，需要立刻进行胸外按压和人工呼吸以恢复患者自主心脏跳动和自主呼吸。控水只能挤压出消

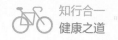
化道内的水，而进入呼吸道的水很难排出，这个动作并不能帮助恢复
呼吸和循环，只会延误心肺复苏抢救时间，错失拯救生命的机会。

2. **如果溺水者情况好转，就不必送医院检查救治**

这种做法是错误的。遭遇淹溺的患者，无论时间长短，都会存
在缺氧的过程，这会导致脏器不同程度的损伤。此外，进入肺内的
污水，很可能导致肺部感染，甚至更严重的继发症状。此外，落水
时的姿态是否导致头部或者颈部外伤，也需要送至医院进一步检查
治疗，并观察病情变化。

（五）烧烫伤

2016 年 3 月 1 日晚，唐某在一家咖啡馆二楼与朋友聚会时，
与其同伴因纠纷引发争执，使用打火机不慎点燃自身衣物。目击者
称，在咖啡馆一楼通往二楼的楼梯上见一名女孩全身起火，大声喊
救命。仅数秒钟时间，火就从头发蔓延到全身。在场者被吓蒙了，
像灵魂出窍一样没有反应。直到听到大声呼叫："水，水，水！"，
人们才反应过来，有人用水将火扑灭，并拨打 120 求助。唐某当
日穿着丝袜，因此火势蔓延很快，体表烧伤面积达 80% 左右。

 小课堂 ···|·|·|·|·|·|·|·|·|·|·|·|·|·|·|·|·|·|·|·|·|·|·|·

1. **基本知识**

热液（汽）、化学物质、电能、放射线等作用于人体皮肤、黏
膜、深部组织，可造成不同程度的即刻损伤反应。在高温作用下，
皮肤中的蛋白质可发生变性坏死。轻者局部皮肤红肿、疼痛，重者

可危及生命。

2. 伤情评估

伤情评估是为了判断烧伤是否会危及伤员的生命安全。大面积烧伤可造成广泛的影响，对心、肺、肾、肠胃和免疫系统产生致命性损害。

在医学上，烧伤深度分为Ⅰ度烧伤、浅Ⅱ度烧伤、深Ⅱ度烧伤及Ⅲ度烧伤。公众可按浅度、中度、深度对烧伤进行初步判断。

（1）浅度烧伤：即Ⅰ度烧伤。仅累及皮肤的浅层表皮，其下各层组织包括神经末梢不受影响。特征包括：①局部皮肤发红、肿胀，有烧灼感或疼痛，无水疱；②按压时皮肤发白；③通常3~5天痊愈，痊愈后不留瘢痕。

（2）中度烧伤：即Ⅱ度烧伤。损伤深及皮肤表皮的生发层和真皮层。特征包括：①局部皮肤发红或苍白、肿胀，因神经末梢未被全部损毁而疼痛明显，渗液较多而形成大小不等水疱。②若无感染，可于1~2周内痊愈，几乎不残留瘢痕。皮肤功能基本保存。③若烧伤面积较大，会有大量体液自创面渗出。

（3）深度烧伤：即Ⅲ度烧伤。损伤超过真皮层，包括皮下脂肪、神经、肌肉、血管等可遭到损毁。真皮层内的毛囊、神经和汗腺一旦被破坏将不能自行再生修复。特征包括：①局部皮肤苍白或焦黄炭化，质韧，无水疱；

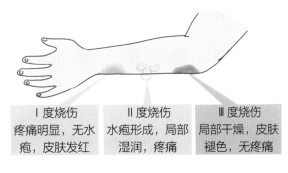

烧伤深度

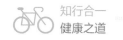
②皮肤内的神经末梢受损，知觉丧失，疼痛感不明显；③受损皮肤无法自愈，需进行皮肤移植手术；④体液不经受损皮肤渗出，但会经体内途径丢失；⑤痊愈后遗留瘢痕，皮肤功能丧失，可能造成畸形。

　　评估烧伤的面积可用伤员的手掌面积作为其全身体表总面积的1%，快速估算烧伤面积。当中等深度的烧伤面积＞1%时，则应紧急就医。一般而言，对于深度烧伤，无论面积大小，都属于急症，须即刻紧急就医，以免贻误伤情。

3. 自救互救

　　现场急救对意外烧伤至关重要。现场急救是否及时正确，对烧伤所造成的后果有重要的影响。如果烧伤累及皮肤深层组织，则会出现愈合困难，甚至需要进行皮肤移植手术。因此，一旦发生烧伤，应立即采取措施。

　　（1）烧伤现场的急救流程

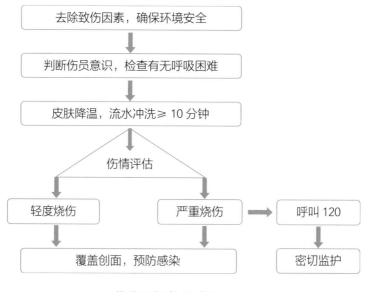

烧伤现场急救流程

（2）烧伤的处置：去除致伤因素对于任何烧伤，无论其严重程度，急救的第一步就是快速有效地处理所有危险源，远离火源并扑灭火灾现场，确保伤员不再受到烧伤的进一步伤害。

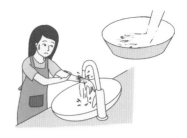

皮肤降温

去除衣物时，不宜撕除粘连在创面上的衣物残片；如难以脱除时，可小心剪除与皮肤粘连处周围的衣物。

皮肤降温救治烧伤伤员时，首先要考虑的是对烧伤皮肤进行降温。通常采用流动清水冲洗皮肤的受伤区域，或将受伤的肢体浸泡在清水中，至少10分钟。冲洗时不宜让水流直接冲击烧伤创面，水流不可过急、过猛，也不可将冰块直接冷敷烧伤创面上，以防止冻伤。

覆盖创面皮肤受到损伤后，其屏障保护功能随即丧失，容易发生感染。因此在皮肤降温后，应对烧伤创面进行适当的保护，可用各种湿润、清洁的布料、干净的塑料袋或食用保鲜膜覆盖创面。

对于轻度烧伤，如果面积小、深度浅，不存在感染和形成瘢痕的风险，可自行到医院门诊就诊。中等深度以上的烧伤、儿童和老年人烧伤、电烧伤或化学性烧伤等均属于严重烧伤范畴。疑似存在呼吸道损伤、烧伤面积较大较深、有可能会危及伤员的生命的，应及时呼叫120送医院救治。

烫伤紧急处理

![知识扩展]

低温烫伤

1月的某天，F女士带着年过八旬的老母亲来到医院烧伤科换

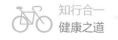

药。老人是半个月前在家使用暖宝宝不当导致烫伤，被烫伤后的皮肤明显的发红、溃烂。

低温烫伤类似"温水煮青蛙"，指 50℃左右的温度长时间作用在人体局部，热力慢慢渗透进皮下软组织而引起的烫伤。初期只触及人体表皮，如及时撤离热原，损伤完全可控。但若对温度适应，没有及时察觉，导致热量渗透进入更深层的组织，会造成烫伤加重。婴幼儿、老年人、瘫痪患者或醉酒者，往往因感觉反应较迟钝，成为低温烫伤的"高危人群"。

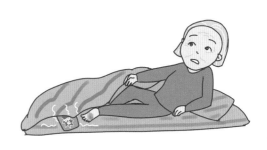

低温烫伤

 误区解读

1. 迷信民间土方，在创面上涂抹牙膏、油、酱油、泥土、草灰等各式各样的东西

    这种做法是错误的。这些东西并不能减轻创面的进一步损害。反而会影响创面愈合，导致感染，引起局部色素沉着，甚至难以清除，对医生的后续处理造成影响，应该予以更正。

2. 在烫伤早期过分依赖烫伤药物

    这种做法是错误的。烫伤意外发生后把时间花在寻找家中存放备用的烫伤药物或者着急去药店买药上，会耽误了宝贵的应急处理时间，延误了病情。应及时应用简单有效的方法处理后，再到医院就诊。

（六）踩踏

2014年12月31日晚23时35分许，上海外滩发生拥挤踩踏事故。事故发生时，下面的人被层层涌来的人浪压倒，形势逐渐失控，最终酿成36人死亡，49人受伤的公共安全责任事件。

随着经济、社会的发展，人们常举办一些大型活动和比赛，这些公共场所或场合会在短时间内聚集大量人员，且人员密度极大，当拥挤的人群在行进移动过程中，若有人意外跌倒，而后续不知情的人群依然前行，那么极易出现像"多米诺骨牌"一样的连锁倒地现象，最终造成踩踏事故。

 小课堂

1. 认识踩踏伤

当发生踩踏事件时，常见的踩踏伤包括以下三个方面。

（1）头面部踩踏伤：可致头面部破裂、口鼻出血、颅骨骨折等，病情严重者甚至死亡。

（2）胸、腹部踩踏伤：可合并肋骨骨折、气胸、血胸、心或肺挫伤，导致呼吸突然停止，腹部重要脏器破裂，体腔内大出血，甚至死亡。

（3）四肢踩踏伤：往往造成骨折、皮肤破损等。

2. 自救互救措施

（1）在拥挤的人群中，可左手握拳，右手握住左手手腕，双肘撑开平放胸前，形成一定的空间保证呼吸。若被推倒，要设法靠

近墙壁，面向墙壁，身体蜷成
球状，双手在颈后紧扣，以保
护身体最脆弱的部位。

（2）出现火情、地震等
紧急情况时，注意按照应急疏
散指示、标识和图示合理正确
疏散。

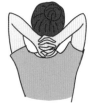
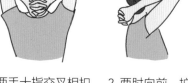

1. 两手十指交叉相扣，护住后脑和后颈部。　2. 两肘向前，护住双侧太阳穴。

（3）如果出现拥挤踩踏
的现象，应及时联系外援，寻
求帮助。紧急拨打 110 或 120
等急救电话，并提供现场方
位、伤亡情况等信息。

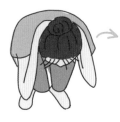
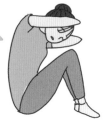

3. 双膝尽量前屈，护住胸腔和腹腔的重要脏器。　4. 侧躺在地。

倒地的自我防护动作

（4）当发现自己前面有
人突然摔倒时，要马上停下脚步，同时大声呼喊，告知后面的人不
要向前靠近。

（5）在救治过程中，要遵循先救重伤员的原则。判断伤势的依
据：神志不清、呼之不应者伤势较重；脉搏急促而乏力者伤势较重；
血压下降、瞳孔放大者伤势较重；有明显外伤，血流不止者伤势较重。

（6）对于呼吸、心跳停止的伤员，应采取胸外心脏按压与人
工呼吸的办法进行抢救，正确及时的现场救护可挽救伤员生命。

（7）对于出血不止的伤员，应立刻采取止血措施。可用加压
包扎法进行止血。加压包扎法是用干净、消过毒的厚纱布覆盖在伤
口，用手直接在敷料上施压，然后用绷带、三角巾缠绕住纱布，以
便持续止血。

（8）对于骨折伤员，应设法固定骨折部位，防止发生移位。固定时，应针对骨折部位采取不同的方式，可用木板、木棍加捆绑的方式固定骨折部位。

（9）搬抬伤员时，要注意保护伤员的颈椎及脊椎。

 知识扩展

1. 瓶颈效应

人在拥挤环境下容易产生焦虑和烦躁情绪，在遇到意外情况如爆炸、踩踏、谣言传播等时，人群会因恐慌、惊吓而情绪失控、行为失常，出于本能的无序逃生可加剧混乱拥挤程度，即"瓶颈效应"。心理上的失控导致群体行为的失控，恐慌心理的出现和扩散是灾难的放大器。此外当人群从宽敞的空间拥向较狭窄的出入口时，因行进宽度的骤然缩小而形成拱形的群集，造成通行困难。这种"成拱"是一种不稳定平衡，构成拱形的各个方面力量相互推挤，很快会打破这种暂时的平衡，发生"拱崩溃"，由于突然失去平衡而极易被挤倒，并被急于出去或不明真相的后来者踩踏。成拱效应也是产生"瓶颈效应"原因之一。

2. 提高安全素养，加强对危险环境的正确估计和判断

人群中每个个体的行进速度和承受拥挤的能力并不相同。紧急情况下，人们都希望以最快速度到达自己的目的地，急于超过那些走得太慢阻挡自己行进的人。行进速度明显低于群体平均行进速度的人就成为群体中的"异质"。在人群密度不太大的情况下，行进速度较慢的人的周围会由于停滞形成一个漩涡，后面的人从两侧赶

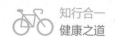
超绕行；随着人群密度的增大，走得慢的人有可能被后面的人推倒或绊倒，进而产生连锁反应，造成严重后果。群体性挤踏事件的伤亡者多为老人、小孩儿和妇女，就是由于这些人最容易成为群体中的"异质"。此外，人群中某些人由于物品失落，停下脚步弯腰拾物也会成为引发群体性挤踏事件的"异质"。因此，除了硬件设施的合理改造升级之外，提高公众安全素质，加强人们对危险环境的正确估计和判断也是避免踩踏事件发生的重要措施。

3. 大量踩踏伤员需要救治时的注意事项

大量踩踏伤员需要救治时，尤其要重视"不出声"的伤者。对于踩踏伤，最重要的是针对窒息和心脏骤停实施急救。大声呼救者意识清醒，心肺功能正常，往往没有生命危险。而"不出声"的伤者，他们倒地不起、不能自主呼救，伤情可能更加危重，甚至已经呼吸停止、心脏骤停，这类伤者要重点关注，首先评估其伤情；若出现窒息，应保持伤者呼吸道通畅，如有可能给予吸氧。若既无意识又无呼吸，说明伤者已经心脏骤停，需要立即进行心肺复苏。

（七）失温

2021 年 5 月，某地举办的山地马拉松百公里越野赛发生意外。受突变极端天气影响，在高海拔赛段 20～31 千米处，出现了冰雹、冻雨、大风灾害性天气，气温骤降，参赛人员随即出现身体不适、失温等情况，172 名参赛人员因失温造成 21 人死亡，8 人受伤。

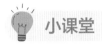 小课堂

1. 基本概念

失温是指人体热量流失大于热量补给，从而造成人体核心区（大脑、心肺等主要生命器官）温度降低，并产生一系列寒战、迷茫、心肺功能衰竭等症状，甚至最终造成死亡的病症。失温的影响因素中最主要的是温度、湿度和风力这三个方面。

2. 失温的主要表现

失温并不是一开始就致命，首先出现的是冷应激期，此时人体核心温度在35℃以上，精神状态完全正常，人体感觉手脚冰凉，开始通过寒战抖动产热，及时保暖对人体几乎没有损伤。之后随着核心温度的降低，开始进入失温阶段，按照严重程度可分为：

（1）一级——轻度失温：33～37℃，肌肉颤抖不止、心跳呼吸加速，排尿频繁、手脚麻木等情况。

（2）二级——中度失温：29～33℃，身体调节机制错乱，颤抖减少甚至消失、口齿不清，视觉障碍、心律不齐、思维麻木，而且很想睡觉。神经感受错乱，会产生虚假燥热感，有些人出现反常脱衣的现象。

（3）三级——重度失温：22～29℃，昏迷、神经反射消失（对疼痛没有反应）、呼吸频率和心律极低、低血压、可能出现心室纤颤、患者无法自主调节体温。

（4）四级——致命阶段：低于22℃，肌肉僵硬，心跳呼吸慢慢停止，外界微小冲击都有可能导致心室纤颤而停止跳动，最终死亡。

3. 失温急救

避免失温的最好方法就是提前做好预防，了解场地、天气等信

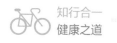
息，提前做好充足的身体和装备的准备。出行装备中，除了必备的保暖衣物，以及吸湿排汗速干的户外服装之外，可以再多带一件"铝箔保温毯"保暖。

失温的急救主要从风、湿、冷三方面入手，方法如下。

（1）避风：立即停止户外活动，将患者转移至避风处，躲在岩石等遮挡物后方。必要时搭建帐篷进行救援。在转移过程中，需要注意对患者轻放平移，失温下的人体十分脆弱，轻微的外界刺激即可能加重症状。

（2）冷面隔离：使用睡垫、救生毯、睡袋等将患者与地面隔绝，防止或减缓身体的热量传导到冰冷地面，避免患者的核心体温继续流失。

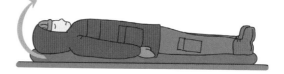

将睡垫、救生毯、睡袋等隔离患者与地面的接触，防止热量向地面流失。

冷面隔离

（3）干燥处理：潮湿的衣物会带走身体的热量，应迅速将湿掉的衣服全部脱下，擦干身体，换上干燥衣物，用睡袋或厚衣物包裹全身。

避风、冷面隔离、干燥处理，做到这三点基本能够减缓热量流失。此时，如果患者还没有恢复，则需要通过第四步，给患者输入热量，让患者"慢慢回温"。

（4）核心区域加温：当患者失温严重时，肌肉将不再通过颤抖供热，任何保暖措施失效。只能针对核心部位进行外部加温，可用热水袋、发热贴，对患者脖子、腋窝、腹股沟等核心区域进行加温。

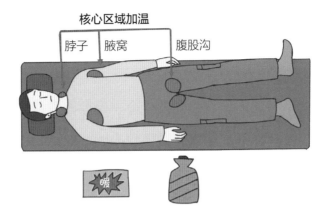

核心区域加温

（5）能量注入：失温救援的根本是身体恢复产热，可以喂食一些流质状常温的高热量食物，如热巧克力、浓糖水等，让失温患者获得产热需要的能量。注意：这种方法切勿对二级以上失温患者使用。

知识扩展

失温的类型包括暴露型和浸泡型，分别对应寒冷空气环境逐渐失温及低温水域环境浸泡突发性失温。事实是温度低于20℃即可失温，0~10℃是失温的多发区，风力越大，越容易带走热量导致失温。阴雨天气或者浸泡在水中体温的流失会更快，这是因为水的热传导速度为空气的25倍，落水人员如不能尽快获救易发生失温风险。据大量海上事故调查及实验观察表明，在2~10℃的水中，大部分人的存活时间不超过1小时；在2℃以下冰水中，存活时间不超过30分钟，个别情况下仅数分钟即死亡，甚至在落水的瞬间即丧生。

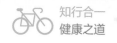
 误区解读

1. **搓手搓脚可以拯救严重失温患者**

这种做法是错误的，可能危及生命。摩擦四肢使体表外周温度升高，导致冰冷血液加速回流到身体核心区，冲击心脏，可能造成心搏骤停。

2. **给失温者饮酒，可以暖身**

这种做法是错误的。喝酒会产生"暖和"的假象，是由于体表外周血管的扩张的缘故。而血液循环加快，导致身体热量的散失更加严重，同时会加速寒冷的血液回流到核心区域，造成生命危险。

3. **二级以上失温可以喝开水恢复体温**

这种做法是错误的，切忌给二级以上失温者喝开水复温。如果患者尿频（四次以上），并且身体颤抖的状态逐渐减弱，甚至出现意识改变，即提示患者已经进入二级失温状态，此时喝热水会使血管剧烈扩张，导致低血压，进一步降低核心体温，严重者会造成复温休克，甚至心搏骤停。

（八）中暑

18岁的小吴是一名搬运工，在室外34℃的环境下进行体力劳动。当天下午5点，他全身抽搐后神志不清，还有发热、大小便失禁等症状。家属连忙呼叫120，把他送入医院急诊。医务人员立即为他进行了深静脉穿刺，快速冰生理盐水输注等一系列降温措施，经过几个小时的抢救后，小吴的体温逐渐下降，终于在第2天下午苏醒过来。

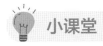 小课堂

1. 什么是中暑

中暑是在暑热天气、湿度大和无风的环境条件下，表现为以体温调节中枢功能障碍、汗腺功能衰竭和水电解质丧失过多等特征的疾病。

当人在高温（一般是指室温 > 35℃）环境中，或炎夏烈日曝晒下从事一定时间的劳动，且无足够的防暑降温措施，体内积蓄的热量不能向外散发，以致体温调节发生障碍，如过多出汗，身体失去大量水分和盐分，这时就很容易引起中暑。

高温中暑易发人群有高温作业工人、夏天露天作业工人、夏季旅游者、家庭中的老年人、长期卧床不起者、产妇和婴儿。

2. 中暑的主要表现

中暑起病急骤，大多数患者有头晕、眼花、头痛、恶心、胸闷、烦躁等前驱症状。按病情的程度和特点，中暑一般可分为 3 种类型，即先兆中暑、轻度中暑和重度中暑。

（1）先兆中暑：表现为大量出汗、口渴、头晕、耳鸣、胸闷、心悸、恶心、四肢无力等症状。体温正常或略有升高，一般 < 37.5℃。

（2）轻度中暑：除有先兆中暑症状，同时表现为体温 > 38.5℃，伴有面色潮红、胸闷、皮肤灼热、面色苍白、恶心、呕吐、大量出汗、皮肤湿冷、血压下降和脉搏细弱而快等。

（3）重度中暑：大多数患者是在高温环境中突然昏迷。按发病症状与程度，可分为热痉挛、热衰竭和热射病。

1）热痉挛：表现为肌肉疼痛或抽搐。通常发生在腹部、手臂

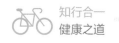
或腿部，常呈对称性，时而发作，时而缓解。

2）热衰竭：起病迅速，其症状包括眩晕、头痛、恶心或呕吐、大量出汗、脸色苍白、极度虚弱或疲倦、肌肉痉挛、昏厥。热衰竭患者的皮肤可能冰凉且潮湿，血压下降，脉搏快且虚弱，呼吸急促且浅，体温稍高或正常。

3）热射病：表现多样，包括头晕、搏动性头疼、恶心，极高的体温，皮肤红热且干燥无汗、怕冷，意识模糊，口齿不清，不省人事。若救治不及时，可导致死亡或残疾。

知识扩展

中暑急救措施

（1）热痉挛患者：应停止一切活动，静坐在凉爽的地方休息，饮用稀释、清爽的果汁或运动饮料。即使痉挛得到缓解之后的数小时内也应避免进行重体力劳动或剧烈运动，减少透支能量，防止发生热衰竭，甚至热射病。如果患者有心脏病史、低盐饮食，或1小时后热痉挛的状况还没有消退，则应及时呼叫120或自行就医。

（2）热衰竭患者：应立刻休息，饮用凉爽且不含酒精的饮料，条件允许的情况下洗个凉水澡或用凉水擦拭身体，同时打开空调并换上轻便的衣服。可服用人丹或藿香正气水。

（3）热射病患者：生命安全存在威胁，应立即采取如下措施。

1）不应犹豫，应立即拨打120，同时开始进行救治。

2）将患者移到通风、阴凉、干燥的地方，如走廊、树阴下。

3）让患者仰卧，解开衣扣，脱去或松开衣服。如衣服被汗水湿透，应更换干衣服，同时开电扇或开空调，以尽快散热。

高温来袭防
中暑

4）不论使用何种方法，尽快冷却体温，降至38℃
以下。如将患者浸泡在浴缸的凉水里，用凉水淋浴患
者，用凉水擦拭患者的身体，
用凉湿毛巾或冰袋冷敷颈部、
腋下及大腿根部。

5）若患者肌肉发生不自主
的抽搐，注意避免患者伤害到
自己。如果发生呕吐，可使患
者侧卧，确保其呼吸道通畅。

6）若出现心脏、呼吸骤
停，则立即开始心肺复苏。

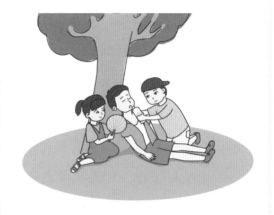

将中暑患者移到通风阴凉的地方

 误区解读

1. **中暑后迅速转移到温度过低的空调房内**

这种做法是错误的。中暑后，应立即远离高温环境，但不宜迅
速转移到温度过低的空调房内，适宜的温度为 22～25℃。

2. **用过冷的水擦身**

用冷水擦身时，注意开始时不宜过冷，过冷的水可使皮肤神经
末梢因突然受到冷刺激后，造成血管收缩而不易于散热，且过于寒
冷的刺激还可能导致患者虚脱。

3. **中暑后自行服用退热药物**

中暑后体温可能会升高，由于体温调节功能出现障碍，一般退

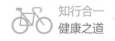

热药物对此无效，不建议自行服用退热药物。

4. 中暑症状消退后吃辛辣刺激食物

中暑症状消退后，饮食宜清淡，忌辛辣刺激。

（九）煤气中毒

2021年9月24日，辽宁某企业因突发限电，导致排风系统停运，发生高炉煤气中毒事故。事故中，共有23人送至辽宁省辽阳市中心医院救治。截至9月27日，23人仍在医院接受观察治疗，暂无生命危险。

 小课堂

1. 基本知识

一氧化碳无色无味，当使用煤炉、煤气热水器等设备不当加之通风系统不良时一氧化碳中毒事故常会发生。人体吸入一氧化碳时往往毫无知觉，当出现严重症状时，因无法及时脱离高浓度环境，最终导致死亡。

一氧化碳中毒主要是由于血红蛋白与一氧化碳结合形成碳氧血红蛋白，使血红蛋白丧失携氧的能力，造成组织缺氧窒息，对大脑功能的影响尤为明显。正常情况下，血红蛋白与血液中的氧气通过结合运送到身体各处，以维持生命和组织器官的需要。人体的肺泡内含氧最高，血红蛋白与氧充分结合后，运送到氧含量低的组织内与氧分离，再次经血液循环，流经肺，与氧结合，如此往复。但血红蛋白除了可以运载氧，还可以与一氧化碳、二氧化碳、氰化物结合。尤其是一氧化碳与血红蛋白的亲和力比氧与血红蛋白的亲和力高 200～300 倍，一旦结合很难离开，使氧气不能与血红蛋白结合，导致缺氧，从而引起一系列临床症状的急性疾病。

2. **通常按中毒的严重程度分为 3 级**

（1）轻型：患者表现为头痛、眩晕、心悸、恶心呕吐、四肢无力，甚至短暂的昏厥，一般神志尚清醒。脱离中毒环境，吸入新鲜空气后，症状迅速消失，一般不留后遗症。

（2）中型：患者出现虚脱或昏迷，皮肤和黏膜呈现特有的樱桃红色。如抢救及时，可迅速清醒，数天内完全恢复，一般无后遗症状。

（3）重型：患者若发现不及时或在短时间内吸入高浓度的一氧化碳，则会呈现深度昏迷，各种反射消失、大小便失禁、四肢厥冷、血压下降、呼吸急促，很快死亡。一般昏迷时间越长，预后越差，常留有痴呆、记忆力和理解力减退、肢体瘫痪等后遗症。

 知识扩展

1. **自救互救**

（1）一氧化碳中毒自救措施：在容易发生一氧化碳中毒的环境中，如果出现头晕、恶心、乏力等症状，应首先怀疑一氧化碳中毒。此时应切断煤气；打开门窗，通风换气；脱离中毒环境，并拨打 120 急救电话。迅速脱离中毒环境最为关键。如房间内已闻到明显的煤气味，则不宜拨打电话，以免电火花引起爆炸。

（2）一氧化碳中毒互救措施：当发现或怀疑有人出现一氧化

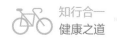

碳中毒时，应在确保自身安全的前提下，立即采取下述措施。

1）立即设法打开门窗通风。切勿开启抽油烟机、排风扇进行通风换气，以免引起爆炸。

2）迅速将患者转移至空气新鲜流通处。

3）尽快拨打120呼救，将患者送至附近有高压氧设备的医院进行治疗。

4）患者保持安静，松解衣物，确保呼吸道通畅并注意保暖。

5）对神志不清者应将头部偏向一侧，以防呕吐物吸入呼吸道导致窒息。

6）对有昏迷或抽搐者，可在头部置冰袋，以减轻脑水肿。

7）对呼吸心跳停止者，立即开始心肺复苏。

2. 高压氧舱治疗

高压氧舱治疗可使人体血氧含量达到正常情况的十几倍，可提高氧与一氧化碳竞争血红蛋白的能力，从而有利于碳氧血红蛋白的解离，迅速消除机体的缺氧症状。高压氧舱还可减轻脑水肿，恢复脑功能，防止和减少严重并发症及后遗症。

 误区解读

1. 有恶臭气味时才有一氧化碳

此说法错误。一些劣质煤炭，燃烧时产生恶臭味，会引起头疼、头晕，让人误以为是一氧化碳引起的。一氧化碳无色无味，环境中没有恶臭气味绝不代表不会发生一氧化碳中毒。

2. 在炉边放盆清水可预防一氧化碳中毒

此说法错误。一氧化碳不溶于水，水不能吸收一氧化碳，所以在炉边放盆清水不能预防一氧化碳中毒。保持居室通风、排气顺畅且无倒风可预防一氧化碳中毒。

3. 寒冷刺激使中毒患者清醒

此说法错误。寒冷刺激不仅会加重缺氧，还可能导致末梢循环障碍，诱发休克和死亡。因此，发现一氧化碳中毒后，在开窗通风，将患者搬离中毒环境的同时，还应注意做好患者的保暖。

4. 中毒患者苏醒后就无大碍

中毒患者必须给予系统性治疗方可出院；有并发症或后遗症者，出院后仍应坚持对症治疗；重型中毒患者需更长的时间才能治愈。

（十）脑卒中

王先生，40岁，某企业的销售主管。平时工作压力大，常熬夜加班，而且应酬很多。有多年吸烟和饮酒的习惯。一天早晨，王先生起床后，突然发现自己讲话有些不流利，嘴角流口水，半身麻木无力。于是在家人的帮助下去医院诊治。经CT检查，医生确诊为脑梗死，属于缺血性脑卒中（又称中风）。幸亏治疗及时，2周后就完全恢复。

医生告诉王先生，他之所以罹患脑卒中，与平时不良生活习惯有极大的关系。王先生康复后出院时，医生嘱咐其一定要按时服药，改变以往不良的生活方式，否则脑卒中很容易复发。一旦复发，由此引发的后遗症和肢体残疾要比第一次更加严重。

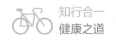

1. 什么是脑卒中

脑卒中是一种高发病率、高死亡率、高致残率、高复发率的疾病，对健康危害严重。包括缺血性脑卒中（脑梗死）和出血性脑卒中（脑出血），其中缺血性脑卒中占到脑卒中的 70%~80%。缺血性脑卒中是指由于脑供血动脉狭窄或闭塞，致使脑部供血不足，导致脑组织坏死。出血性脑卒中是大脑血管突然发生破裂出血而引起的。蛛网膜下隙出血则是脑表面或脑底部的血管破裂，血液直接进入蛛网膜下隙和脑室中。

2. 脑卒中的症状

脑卒中的早期症状一般很轻微或只是持续很短的时间，比如几分钟或数小时，这往往是一个预警信号，预示着真正的脑卒中将在短期内发生，所以应该引起足够的警惕，尽早处理。若患者突然出现以下任一症状时应考虑卒中的可能。

（1）单侧肢体无力或麻木。

（2）单侧面部麻木或口角歪斜。

（3）言语不清或理解语言困难甚至失语。

（4）双眼向一侧凝视。

（5）单侧或双眼视力丧失或模糊。

（6）眩晕伴呕吐。

（7）既往少见的严重头痛、呕吐。

（8）意识障碍或抽搐。

3. 脑卒中黄金救治时间窗

开通闭塞的血管是目前缺血性脑卒中最有效的治疗方式，但有严格的时间窗，即在发病后 3.0～4.5 小时内进行静脉溶栓，6 小时内进行动脉取栓，而且越早效果越好，可以使大部分患者回归正常的生活。

大血管闭塞，每延误 1 分钟＝死亡 190 万个脑细胞！如果超过黄金救治时间窗，脑卒中患者致残致死的风险明显增高。因此，早期识别发现疑似脑卒中，必须争分夺秒，立刻将患者送达距离其最近的有脑卒中救治能力的医院，患者及时得到规范的治疗，可增加脑功能恢复的机会，提高生活质量。

4. 脑卒中的救治

发生脑卒中时，应首先打电话给急救中心寻求帮助，必要时不要放下电话，询问并听从医生指导处理，在没有医生明确诊断之前，切勿擅自应用止血剂等药物。

不要急于把摔倒的患者从地上扶起或坐起，最好 2～3 人同时把患者平托到床上。使患者去枕仰卧，头可偏向一侧，防止痰液或呕吐物反流吸入气管造成窒息。

松解患者衣物，解开患者的领口纽扣、领带、裤带、胸罩等，如有假牙也应及时取出，有条件的可给予吸氧。

避免惊慌，保持镇静，对患者进行安慰，减轻其心理压力。要在专业医生指导下将患者运送到医院，切勿抱、拖、背、扛患者。

5. 脑卒中的预防

导致脑卒中的危险因素很多，包括高血压、高血脂、高血糖等。脑卒中的预防需要从控制诱发因素做起，具体如下。

（1）预防和控制高血压。高血压患者要保持血压平稳，防止血压水平波动过大。

（2）预防和治疗各种心血管疾病。成年人应定期体检，早期

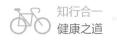
发现和治疗心血管疾病。

（3）预防和治疗糖尿病。

（4）预防和控制血脂异常。

（5）戒烟限酒，减轻体重。

 知识扩展

1. 迅速识别脑卒中可用"中风 120"法

"1"看到一张不对称的脸。

"2"查看两臂是否有单侧无力。

"0"聆（零）听讲话是否清晰。

啊……呃……哦……

1看1张脸	**2**查2只胳膊	**0**聆（零）听语言	**快打**120
不对称 口角歪斜	平行举起 单侧无力	言语不清 表达困难	有前述任何突 发状况

"中风 120"法

2. 脑卒中的康复

脑血管疾病后遗症严重影响患者的生活质量；其中以偏瘫最常见，危害最大。脑卒中发病后 3 个月内为最佳康复时期，6 个月内仍恢复较快，应积极开展功能康复，尽可能恢复或补偿患者缺失的功能，增强其参与社会的能力，同时避免原发病的复发。多数患者 1 年内康复治疗仍然有效。

采取现代康复技术和我国传统康复技术相结合的方法，包括运动疗法，作业疗法，语言疗法，心理疗法，针灸、推拿等康复训练。

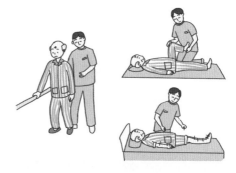

脑卒中康复训练

建议患者每周至少 3 次，每次至少 30～45 分钟的功能训练。脑卒中患者家属要密切配合，接受辅导，支持和督促患者进行康复运动。

（十一）心肌梗死

2018 年 12 月 2 日，42 岁的杨先生在杭州旅游，喝了一点酒，正酣之时，出现了胸闷，伴有大汗、头晕目眩，朋友赶紧将他送至附近医院就诊。医生诊断杨先生为急性心肌梗死，会有生命危险。随后，通过手术，杨先生才转危为安。

那么，到底是怎么诱发了心肌梗死的呢？通过了解才知道，杨先生的工作是销售，平常应酬多，经常暴饮暴食，平时有抽烟、喝酒的习惯，而且此次来杭州旅行前 1 个星期已感觉有断断续续胸痛，但自觉问题不大，所以就没到医院检查。尽管这次来旅游是放松，但是整天出去玩，也很耗费体力，导致过度劳累。同时，在游玩过程中亦是处于情绪兴奋的状态。12 月也正处于冬天，冬季是心血管疾病的高发期，研究发现，气温每降低 1℃，心脏病发病率就会增加 2%。

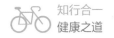

 小课堂

1. 什么是心肌梗死

急性心肌梗死是冠心病中最严重的类型，是冠状动脉血管发生动脉粥样硬化病变而引起血管腔狭窄或阻塞，造成心肌缺血、缺氧或坏死而导致的心脏病，也包括炎症、栓塞等导致的管腔狭窄或闭塞。冠心病又称为缺血性心脏病。冠心病可分为隐匿型、心绞痛型、心肌梗死型、心力衰竭型（缺血性心肌病）、猝死型5种类型，都是严重的心血管事件，是一种危害健康常见的急重症，是导致人类死亡的最常见原因之一。

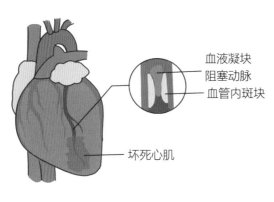

血液凝块阻塞动脉
血管内斑块
坏死心肌

心肌梗死

2. 急性心肌梗死的危险因素

急性心肌梗死的发生，除与性别、年龄、家族史等不可控因素有关外，更与高血压、血脂异常、肥胖、糖尿病、不良生活方式（包括吸烟、不合理膳食、缺乏体力活动、过量饮酒以及熬夜等）以及心理因素相关。且它的发作常与季节变化、情绪激动、体力活动增加、饱食、大量吸烟和饮酒等诱发因素有关。

3. 急性心肌梗死的临床表现

心肌梗死典型的症状包括突然发作剧烈持久的胸骨后压榨性疼痛，休息和含硝酸甘油不能缓解，常伴烦躁不安、出汗、恐惧或濒死感；出现呼吸困难、咳嗽、烦躁等症状。出现上述情况应紧急拨打120，到最近的医院急诊科就诊，如就诊、抢救不及时可能会并发恶性心律失常、休克等情况而危及生命。心肌梗死患者即使救治成功后也常容易合并心力衰竭等并发症。

但有一部分人不表现出胸痛的症状，而是在身体其他部位呈现出一些看似"不相干"的疼痛，比如：头痛、牙痛、咽喉痛、肩膀疼痛、颈部疼痛、后背痛等，但是身体的这些疼痛部位原本没有任何疾病。

另外，还有少部分人根本没有疼痛，但也会感觉到胸闷、气短、疲倦等症状。因此，患者一旦出现这些症状，且持续数天，就要引起注意，应当及时就医。

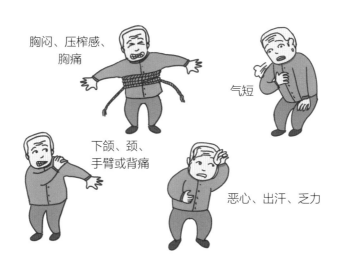

心肌梗死的警示信号

4. 急性心肌梗死的救治

倘若患者一出现以上症状，家人或朋友一定要第一时间拨打

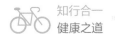

120，然而，在医护人员到来之前，需要注意以下方面。

（1）原地平躺：很多患者突发心肌梗死时都是倒地，旁边的人会无意识地去扶起来，让他站着或是坐着，这是十分危险的，最正确的做法：控制情绪，立即停止活动，原地平躺。

（2）急救药物：在急救车到来以前，可舌下含服硝酸甘油或速效救心丸。硝酸甘油可每 5 分钟给予 1 次，最多 3 次。注意：硝酸甘油可能因降低血压而加重病情，如有条件宜监测血压。如无阿司匹林过敏史、无活动性或近期胃肠道出血的患者，也可嚼服阿司匹林。

（3）心肺复苏：心肌梗死很容易发生猝死，如发生心搏骤停应立即开始心肺复苏。

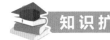 **知识扩展**

时间就是生命，一旦发生急性心肌梗死就必须要尽快把握急救的黄金时间，在急救车到来之后，必须第一时间赶到最近的有救治能力的医院，急诊条件下尽可能听医生的，不要和医生争执，以免延误救治时间。

心肌梗死急救牢记两个"120"：**①及时拨打 120 急救电话。②把握黄金救治 120 分钟。**

疏通堵塞的冠状动脉，让心脏重获血液供应，是降低死亡率的关键。开通血管的理想时间是发病后的 120 分钟内。

1. **急性心肌梗死的康复**

经紧急救治恢复冠脉循环之后，主张早期康复。急性心肌梗死

1～2天内绝对卧床休息，第3天若无并发症的患者可半卧位，床上坐起，第4～5天逐步过渡到坐床边及坐床旁椅，开始起坐动作要缓慢，防止直立性低血压，第6～7天逐渐过渡到床边活动、病室行走。出院后根据自身情况，选择合适的运动方式，如散步、太极拳，活动应循序渐进，若出现胸闷、气促、心悸、心律失常等应停止活动。

2. 心肌梗死的预防保健

恢复期的心肌梗死患者，应定期门诊，以便随时发现情况并给予处理。

患有糖尿病及高血压者，应将糖化血红蛋白控制在6.5%～7.0%、血压控制在120～130/70～80mmHg；同时给予合理的饮食，严格限盐，成人每天食盐摄入量不超过6克；忌刺激性食物，不饮浓茶咖啡，补充维生素C和微量元素，进食粗粮及粗纤维食物，防止便秘；多补充钾；禁烟限酒，控制体重；等等。

避免一切可以导致急性梗死的诱因，如劳累、体力活动过度、情绪激动、精神紧张等，在天气变化和季节转换的发病高峰期，应注意穿戴暖和。长期坚持服用抗血小板药物、他汀类降脂药物以及降压、降糖等药物，有助于降低再次心肌梗死的发生率、病死率，延长生存期，提高生活质量。

答案：1. C；2. D；3. ×

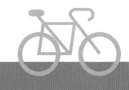

健康知识小擂台

单选题：

1. 实施成人气道异物窒息解除方法正确的是（　　）
   A. 喝水
   B. 持续拍背
   C. 腹部冲击法
   D. 拍背压胸法

2. 对于触电伤者，无须检查的是（　　）。
   A. 呼吸　　　　　　　　B. 脉搏
   C. 清醒程度　　　　　　D. 体温

判断题：

3. 对于无反应的气道异物窒息的婴儿需要快速用手指清除异物。（　　）

应急自救
互救自测题

（答案见上页）